자생력 증진을 위한 마음챙김과 기공 훈련

Mindfulness and Qigong Training for Self-Healing

한의학 상담 워크북 1

Korean Medicine Counselling Workbook 1

자생력 증진을 위한 마음챙김과 기공 훈련 : 한의학 상담 워크북 1

This Edition was published by Jipmoondang in 2022, Seoul, Korea.

한의학 정신건강 시리즈 5

한의학정신건강센터 (KMMH) BOOK 1

자생력 증진을 위한 마음챙김과 기공 훈련

Mindfulness and Qigong Training for Self-Healing

한의학 상담 워크북 1

Korean Medicine Counselling Workbook 1

김종우 · 서효원 · 윤석인

집문당

저자 **김종우**

경희대학교 한의과대학 교수, 한방신경정신과 전문의, 前 한방신경정신과 학회장, 前 한국명상학회 학회장

저자 **서효원**

한방신경정신과 전문의, 대한한방신경정신과학회 학술이사, 서울특별시한의사회 의무이사, 한국명상학회 이사

저자 **윤석인**

아주대학교 심리학 박사, 경희대학교 한의과대학 학술연구교수

한의학 정신건강 시리즈 5

한의학정신건강센터 (KMMH) BOOK 1

자생력 증진을 위한 마음챙김과 기공 훈련

한의학 상담 워크북 1

2022년 11월 10일 1판 1쇄
2023년 10월 20일 1판 2쇄

저자 | 김종우, 서효원, 윤석인
발행인 | 임동규
발행처 | **(주)집문당**
등록 | 1971. 3. 23. 제2012-000069호
주소 | 03134 서울시 종로구 돈화문로 82, 5층
전화 | +82-1811-7567
이메일 | sale@jipmoon.com
홈페이지 | www.jipmoon.com

ISBN 978-89-303-1937-9 94510
978-89-303-1525-8(세트)

가격 25,000원

(주)집문당 이순신돋움체B (저작권자 아산시, 무료글꼴)

일러두기

한의학 상담 워크북의 아젠다와 활용법

환자에게 한의학의 지혜를 전하고 싶은 마음은 모든 한의사가 가지고 있으리라 생각한다. 그렇지만 정작 임상 현장에서 한의학의 지혜를 올곧이 전달하는 것은 쉬운 일이 아니다. 오래된 과거의 의학 같은 느낌, 자칫 비과학 같은 인상을 줄지도 모른다는 걱정, 그리고 이해하고 따라오기 어려운 방법이라는 염려 때문에 차마 한의학의 지혜를 전달함에 첫발조차 떼지 못하는 경우가 있다. "기"를 운용하는 "기공"으로 건강을 회복하는 "양생법"을 설명할 때가 바로 그런 경우다.

이처럼 한의학의 지혜를 대중에게 전달하는 일은 매우 도전적인 일이다. 하지만 심신 일원론적 관점을 바탕으로 체계적인 수행 방법을 제시하는 현대 명상의 활용으로부터 한의학의 지혜를 대중에게 전달할 가능성을 엿볼 수 있다. 한의학 상담은 매개체 역할로서 한의학의 기존 치료와 양생법이 한의학 임상 현장에서 체계적이고 효과적으로 활용될 수 있는 아이디어를 제공할 수 있다. 즉, 『한의학 상담 워크북』은 명상 및 기공 등의 심신 중재법을 포함한 한의학적 상담을 통해 한의학의 지혜를 올곧이 전달하고자 하는 구체적인 작업이다.

한의학 상담은 자생력을 가진 개인이 스트레스가 많은 환경에서 발생하는 정신건강 문제에 대처하는 방향을 제시한다. 한의학 상담은 한의학적 관점에 따라 몸과 마음을 통합적으로 이해하고, 한의학의 건강 원리로서 순환과 교류, 조화와 균형의 법칙을 적용하며, 마음가짐과 행동을 통해 최적의 상태를 실현함으로써 건강 상태를 회복하고 이상적인 모습을 달성하는 것을 목표로 삼는다.

한의학 상담은 한의학 임상 현장에서 다루게 되는 정신건강의 구체적인 해결 방법을 소개한다. 한의학 상담은 조화와 균형, 순환과 교류를 상담의 핵심 주제로 삼고 있으며, 명상과 기공을 통해 자신의 문제를 이해하고, 수용하며, 나아가 문제 해결을 위한 의도적인 행동으로 이어질 수 있도록 돕는다. 즉, 한의학 상담은 심리교육을 통한 마음가짐의 확립과 명상 및 기공을 기반으로 하는 자가관리 학습 작업이라고 볼 수 있다.

한의학상담 워크북은 한의학상담을 임상에서 활용하기 위해 정리되었다. 워크북은 상담을 하는 의료인의 관심 분야와 방법에 따라 구성하였다. 워크북 1인 "자생력 증진을 위한 마음챙김과 기공 훈련"은 모든 상담에서 기본이 되는 내용을 체계적이고, 순차적으로 정리한 기본 프로그램이다. 이후에 '체질에 대한 이해를 통한 성숙', '정신적 고통과 증상의 개선', 그리고 '이상적 인간의 실천'이 추가로 출간될 예정이다.

자생력 증진을 위한 마음챙김과 기공 훈련의 표준적인 프로그램은 단계별 적용을 권고한다. 각 회기는 주제 - 상담 - 교육 - 실습 순서로 구성되어 있다. 표준적인 방법을 실행하는 경우 주제 및 상담 20분, 교육 20분, 실습 20분으로 구성되며, 단체로 진행하는 워크숍의 경우에는 주제 및 상담 1시간, 교육 1시간, 실습 1시간으로 변환할 수 있도록 구성되어 있다.

❶ 자생력 증진을 위한 마음챙김과 기공 훈련의 단계

○ 주제 및 상담 – 회기별 주제를 공유하고, 문제 해결을 위한 방안을 탐색한다.
○ 교육 – 탐색한 방안과 관련 있는 마음가짐과 실행 방법에 대해 학습한다.
○ 실습 – 실습을 진행하고, 일상에서의 적용을 위해 연습한다.

자생력 증진을 위한 마음챙김과 기공 훈련의 표준적인 프로그램은 1회기를 시작하여 8회기로 마무리되는 순차적 진행을 권고한다.

1회기는 한의학 상담에 대한 기본 교육이며 건강 회복에 대한 전반적인 이해를 돕는 시간이다. 이 회기에서는 스트레스로 인해 유발된 정신장애에서 시작하여 최적의 상태를 찾아가는 과정에 대해 이해하고 경험한다.

2회기는 호흡을 주제로 다루며 자신의 리듬을 찾아가는 시간이다. 이 회기에서는 호흡을 통해 내 몸과 마음의 상태를 이해하고 조절함으로써 자생력을 키운다.

3회기는 이완을 주제로 다루며 자율신경계의 균형을 회복하는 시간이다. 이 회기에서는 조화와 균형을 위해 과도한 긴장과 각성에서 벗어나 이완과 휴식을 찾아가는 방법을 익힌다.

4회기는 마음챙김을 주제로 다루며 생각, 감정, 감각에 대해 알아차리는 시간이다. 이 회기에서는 현재 순간의 경험을 받아들이고 이해하고, 나아가 그것과 함께 머묾으로써 현존의 지혜를 키운다.

5회기는 기를 느끼는 감기를 주제로 다루며 기의 감각을 인식하고 조절하는 시간이다. 이 회기에서는 본격적인 기의 순환과 교류에 앞서 현상학적으로 기를 경험하고 확인하는 것에 중점을 둔다.

6회기는 기를 쌓는 축기를 주제로 다루며 단전호흡과 먹기 명상을 익히는 시간이다. 이 회기에서는 호흡 및 먹기와 같은 기본적인 생명 유지 활동을 통해 자연의 기운을 내 몸에 담아내는 방법을 익힌다.

7회기는 기를 움직이는 행기를 주제로 다루며 기공과 걷기 명상을 익히는 시간이다. 이 회기에서는 내 몸의 활력을 이용하고, 나아가 타인 및 자연과 통하는 방법을 배움으로써 순환과 교류의 능력을 키운다.

마지막으로 8회기는 한의학 상담의 최종 목표인 최적의 상태와 이상적인 인간상을 이해하고 일상에서 실현하기 위한 능력을 키우는 시간이다.

❶ 자생력 증진을 위한 마음챙김과 기공 훈련의 표준 프로그램

회기	주제	상담	교육	실습
1	이해	문제 도출하기 - 무엇 때문에, 왜 힘든가?	고통을 이해하고, 자생력을 이해하기	고통과 최적에 대한 이해
2	호흡	몸과 마음의 불균형을 스스로 바로 잡을 수 있을까?	호흡을 통해 균형과 조화를 만들어 내기	**호흡 명상**을 통해 자신의 리듬으로 돌아오기
3	이완	긴장되어 있는 상태를 어떻게 이완시킬 것인가?	이완법을 통해 자율신경계의 균형을 회복하기	**바디스캔**을 통한 이완과 휴식
4	마음챙김	내 마음이 어디를 향하고 있는지 알아차릴 수 있는가?	지금 여기에 머물러서 자신을 관찰하기	**열린 마음챙김**으로 경험을 수용하고, 지금 여기에 머무르기
5	감기	기에 대한 이해 - 몸과 마음을 어떻게 느낄 것인가?	정신과 신체를 연결하는 생기를 확인하기	**기와 함께하는 명상**으로 기감 확인하기
6	축기	에너지의 고갈을 어떻게 할 것인가?	자연의 기운을 인체에 축적하기	**단전호흡**을 통한 축기, **먹기 명상**을 통해 자연의 기운을 축적하기
7	행기	기를 어떻게 활용할 것인가?	기를 활용하여 타인 및 자연과 교류하기	**기공 기본 동작**을 통한 행기, **걷기 명상**을 통해 소통하기
8	최적	일상에서 무엇을, 어떻게 할 것인가?	마음을 비우고 생기를 확인하기	명상과 기공으로 **두한족열**과 **허심합도**를 경험하기

하지만 표준적인 프로그램을 임상 현장에서 활용할 때는 현장의 상황을 고려하여 변경할 수 있다. 각 단계에 맞춰 8회기를 모두 진행하는 것을 권고하지만, 임상 현장에서는 주제별로 상담을 진행할 수도 있다. 현장의 상황에 따라 전체 회기가 아닌 개별 회기를 진행할 수도 있다. 상담을 진행하는 경우에는 한 번에 한 가지 주제만을 가지고 진행해야 하며, 환자가 이해하고, 수행할 수 있는 방법을 교육하고 확인할 수 있어야 한다. 임상 현장에서는 진료하는 동안 자연스럽게 환자와의 라포가 형성되어 있고, 환자가 가지고 있는 문제를 적시하고 있다면 15분에서 20분 정도의 짧은 시간에

도 목적을 달성할 수 있다. 또한 침이나 뜸 등의 치료와 병행하면서 한의학 상담을 진행할 수도 있다.

한의학 상담은 한의학 임상 현장에서 활용하기 위한 상담이다. 그러나 한의학 임상 현장에는 한의사만 있는 것은 아니고 치료를 받은 환자와 보호자가 있으며, 때로는 상담 작업에 도움을 주는 팀원과도 같이 작업을 할 수 있다. 따라서 한의학의 지혜가 환자에게 도움이 되기 위해서는 다음과 같은 노력이 필요하다.

1. 한의학에서 제공하는 개념이 이해될 수 있어야 한다. 한의학에서 널리 쓰이는 "기"에 대하여 환자와 상담을 하다 보면 이해하기 어려운 경우가 생길 수 있다. 경험적인 수준에서 "기"의 활용과 이를 통한 효과를 중심으로 이야기를 시작하도록 한다.
2. 수행하는 내용을 일상에서 실행할 수 있어야 한다. 양생이라는 방법을 수행하기 어려운 방법으로 설정하지 않도록 하고, 쉬운 방법부터 체계적으로 교육하도록 한다.
3. 수행하는 내용이 효과적이어야 한다. 고통과 문제에 대해 상담하고, 이를 해결하는 방법으로써 수행을 제시하고, 현장에서 그 효과를 경험하도록 한다.
4. 수행하는 내용이 체계적이어야 한다. 환자가 일상에서 수행하도록 돕기 위해서는 수행의 효능 및 방법에 대한 충분한 이해가 필요하다. 따라서 단계별로 학습하도록 한다.
5. 프로그램의 종료 후에도 지속적으로 활용할 수 있어야 한다. 최적의 인간을 경험한 이후에도 문제가 발생할 시 활용할 수 있도록 상황별 적용에 대해 상담을 하고, 어려움이 발생하면 다시 방문을 권고하여 재교육을 할 수 있도록 한다.

❗ 이 책의 구성

○ 서장은 한의학 상담을 진행할 때 필요한 기본 원리를 담고 있다. 한의학 상담을 임상 현장에서 활용하기 위해서는 한의학의 기본 이론에 대해 이해하고, 임상 현장의 맥락을 고려해야 한다.

○ 자생력 증진을 위한 마음챙김과 기공 훈련은 8개의 Chapter로 나뉘어 있다. 각 Chapter는 회기별 주제에 대한 설명으로 시작하여 상담, 교육, 실습으로 단계적으로 구성되어 있다.

○ 주제에서는 각 회기의 키워드를 소개한다. 상담에서는 한의사와 사례 환자의 대화를 바탕으로 상담이 이어지는 과정을 소개한다. 교육에서는 본격적인 실습을 수행하기 전에 의료 현장에서 진행할 수 있는 내용을 소개한다. 실습에서는 한의원 현장 밖의 일상에서도 수행할 수 있는 내용을 소개한다.

목 차

서장: 한의학 상담

1. 한의학 상담의 이해

1.1. 한의학이 준 지혜를 상담 장면에서 활용하기

환자와의 대화 현장에서 한의학의 지혜를 담아낼 수 있도록 상담을 진행하고자 한다면, 우선 환자에 대해 공감을 한 후, 고통의 해결 방법으로 한의학의 지혜를 설명하고, 환자들이 그것을 받아들일 수 있도록 도와야 한다. 그러기 위해서는 한의학이라는 것이 무엇인지, 또 한의사는 어떤 도움을 줄 수 있는지, 마지막으로 한의학에서 제시하는 지혜가 구체적으로 무엇인지를 정의할 수 있어야 한다.

○ 예시: 1년 전 유방암 진단을 받은 환자 (50대 여성)

50대의 여성 환자는 1년 전에 유방암 진단을 받았다. 그동안 열심히 살아서 남편은 직장에서 승승장구하고 있고, 자녀들도 이제 원하는 대학에 모두 진학하였다. 그동안의 고생으로 이제는 막상 행복만 남았다고 생각한 시기에 “암”이라는 진단을 받았다. 다행스럽게도 1기의 진단으로 그리 복잡하지 않은 수술을 시행하고 몇 개월간의 항암 치료를 받고 이제는 조심조심 관찰을 하고 있는 상태이다. 1년을 돌아보면서 “왜 내가 암에 걸렸을까?”에 대한 의문과 “혹시 재발하면 어쩌지?” 하는 불안을 달고 살고 있다. 이런 의문과 불안은 나의 생활을 철저하게 위축시켰고, 누구에게도 내가 암이라는 사실을 알리고 싶지 않았다. 뭔가 내 잘못이 있어서 암에 걸린 것이고, 또 이야기를 나누면서 재발에 대한 두려움이 점점 더 커졌기 때문이다. 들국화의 노래 “걱정말아요 그대”라는 노래를 수없이 듣고 또 듣고 있다. 노래를 통해 위안을 얻을 수 있었다. 과거의 후회는 그대로 수용할 수 있는 여유로 “지나간 것은 지나간 대로 그런 의미가 있죠”, 현재에 집중하겠다는 다짐으로 “우리 다 함께 노래합시다”, 그리고 미래에 대한 희망으로 “새로운 꿈을 꾸겠다 말해요”를 불러 보았다. 잠시 마음의 안정을 찾다가도 불현듯 드는 이 불안은 어쩔 수가 없다.

한의학 임상 현장에서 암을 앓고 있는 50대의 여성 환자를 만났다면 어떤 이야기를 할 수 있을까?

한의사: 몸의 건강이 마음에 영향을 미치는군요. 혹시 마음의 상태가 몸에도 영향을 미치지는 않나요?

한의사: 과거의 후회와 미래의 불안에 갇혀 있지는 않나요? 사실 지금 이 순간은 아무런 병도 없는 상태인데 말이에요.

한의사: 그래도 마음과 몸이 편안해질 때가 있지 않나요? 언제인가요? 그 상태가 자신에게는 최적의 상태라고 할 수도 있겠네요.

한의학을 설명할 때 흔히 자연의학이라고 한다. 한의학에서는 자연이 가지고 있는 이치와 에너지를 활용해서 인간의 질병을 치료하고, 건강을 회복시키며, 행복을 가져오는 것을 의학의 목표로 설정하고 있다. 이러한 목표는 개인에게도 그대로 적용될 수 있다. 자연의 법칙을 잘 따르고, 태어나면서부터 가지고 있는 자생력을 적극적으로 활용하는 것을 양생의 원칙으로 삼고 있다. 그래서 인간이 가지고 있는 원래의 생기(生氣)를 기르는 것을 중시하며, 치료 이전에 예방과 관리를 고려해야 한다고 설명하고 있다.

한의사는 한의학이 가지고 있는 한약과 침 등의 도구와 함께 한의학의 지혜와 이론으로 환자를 치료하고 건강을 도모한다. 한의사는 환자의 고통을 보고, 듣고, 묻고, 접촉하는 사진(四診)의 방법으로 진료에 접근하기 때문에 "공감을 잘하는", "환자의 고통을 이해하는" 의료인으로서 강점을 지닌다. 또한 개인이 가지고 있는 자생력을 중요시하기 때문에 "일상생활을 잘 지도할 수 있는" 의료인이기도 하다. 이렇게 개인에게 적합한 지도를 위해 필요한 것이 상담이다. 한의학 상담은 의료 임상 현장에서 한의학의 지혜를 올바르게 전달하고, 환자가 실천할 수 있도록 도와주어야 한다.

한의학 상담은 의료 현장에서 시행되는 상담이기 때문에, 기본적으로 한의학의 여러 치료가 원활하게 진행될 수 있도록 도와주는 역할을 한다. 즉, 치료에 필요한 침이나 한약을 거르지 않고 진행할 수 있도록 도와야 한다. 한의학 상담은 이러한 일차적인 목적과 함께 환자의 정서 조절 및 행동과 사고의 변화에 도움을 주어야 한다. 특히 스트레스 사건이 많은 현대 사회에서 인간이 기능적으로 살아가기 위해 자극에 어떻게 반응하고, 행동해야 할지 방향성을 제시해야 한다.

• 자극에 반응할 때 드러나는 정서의 조절이 필요하다. 감정(칠정)을 적절하게 조절하지 못하면 때때로 역기능적인 행동으로 이어지고, 점차 습관으로 굳어져 버리기도 한다.
• 행동은 정서 반응의 결과로 드러난다. 때로는 도출된 행동으로 이차적인 문제가 발생하기 때문에 행동의 교정이 필요하다.
• 생각과 사고가 굳어져 버리면 고통을 극복하는 데 어려움을 겪게 된다. 더욱이 이런 것이 기억으로 남게 되면 언제든 반복적으로 재현되어 문제를 일으키기 때문에 마음을 다스리는 문제는 상담에 있어서 중요한 주제가 된다.

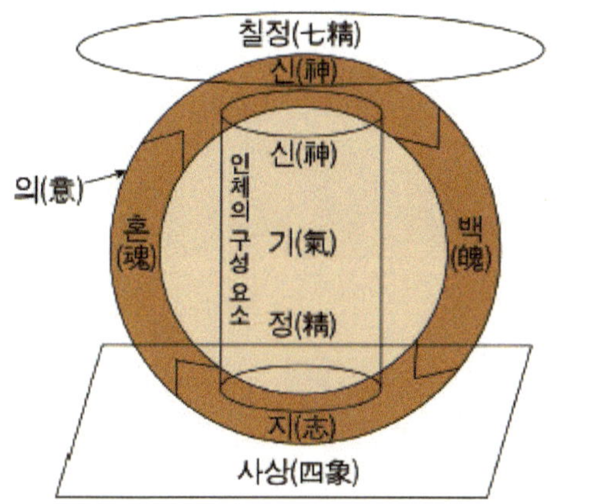

김종우, 송승연. 한의학상담. 집문당. 2016. p.97.

[한의학의 정신 구조와 역동]

위의 그림과 같이 한의학 상담에서는 한의학에서 보는 정신 구조와 역동을 기반으로 하여 인간의 영역을 구분하여 다루고 있다.

• 사상체질의학은 인간의 기질과 성격과 함께 이와 연관된 정서, 사고, 행동 및 증상과 고통 등을 통합적으로 다루는데, 사상체질은 인간의 기본적인 유형을 전제로 하고 있어, 정신적 고통과 증상의 근본적 원인이 될 수 있다.

- 한의학은 인간을 정신과 육체로 나누면서도, 이를 통합하여 연결하는 전일적 관점을 가지고 있으며, 이를 인체의 구성 요소인 정(精), 기(氣), 신(神)으로 설명하고 있다. 특히 기는 정신과 육체를 통합하고 조절하고 관리하는 역할을 담당한다.
- 인간의 정신 세계를 역동적으로 다루고 있는데, 혼(魂), 신(神), 의(意), 백(魄), 지(志)의 오신(五神)으로 무의식과 의식을 다루고 있다. 일상에서의 의식은 무의식으로 쌓이게 되고, 무의식은 때에 따라 의식화되는 순환 구조를 가진다.
- 정신의 증상과 고통은 뚜렷하게 드러나는 정서를 노(怒), 희(喜), 우(憂), 사(思), 비(悲), 공(恐), 경(驚)의 일곱가지 정서인 칠정(七情)으로 다루고 있다. 그러나 칠정은 단지 감정만을 말하는 것이 아니라 인간이 가지고 있는 정신적, 신체적 고통을 함께 드러나게 된다.

그렇기 때문에 본질적인 유형론과 역동, 그리고 드러나고 변화하는 정서를 한의학 상담에서는 종합적으로 검토하고 다뤄야 한다.

다시 한번 요약하자면, 한의학 상담은 한의학 임상 현장에서 한의학의 지혜를 온전하게 전달하고, 환자가 스스로 실천하도록 도움으로써 한의학적 치료의 효율을 전반적으로 높이는 작업이다.

1.2. 정신장애를 다차원적 스펙트럼으로 이해하기

이 장에서는 한의학이 질병 및 장애를 바라보는 관점을 소개한다. 한의학에서는 심리적 고통 및 정신장애가 기질 또는 성격, 주변 환경 및 개인의 반응 등 다양한 요소들의 복합적인 문제로 인해 나타난다고 여긴다. 나아가 한의학에서는 이러한 정신장애의 강도 및 양상이 일정하게 고정되는 것이 아닌 시간의 흐름에 따라 역동적으로 변화한다고 여긴다. 이러한 한의학의 질병관을 다차원적 스펙트럼으로 요약할 수 있다.

○ 사례: 화병을 앓고 있는 환자 (50대 여성)

50대의 여성 환자는 그동안 산전수전을 겪어 온 자신의 이야기를 꺼내면서 자신이 화병이라고 이야기한다. 어린 시절 내성적인 성격으로 상처를 많이 받았었다. 집에서도 학교에서도 왕따를 경험했고, 그래서 이른 결혼을 하였다. 결혼하고 나면 달라질 것으로 생각했다. 그러나 정작 남편은 도움이 되지 않았다. 참고 참는 생활이 오래되었다. 분노가 폭발해도 어쩔 수 없었다. 내가 주위의 반대를 무릅쓰고 한 결혼이니 참을 수밖에 없었다. 중간에는 이혼하려고도 했다. 고민이 많았고 그러나 세월은 그냥 흘러갔다. 점점 분노보다는 무기력에 빠지고 우울감이 밀려왔다. 아무런 저항도 하지 못하는 자신이 한심했고, 후회스러웠다. 그래도 그냥 지낼 수밖에 없었다. 우울증을 진단받고 치료를 받아 보았지만, 스트레스를 받으면 여지없이 무너졌다. 이제는 가슴이 답답하고, 여기저기 아프고, 치밀어 오르고, 식욕도 없고, 잠도 잘 자지 못하고, 불편한 증상을 가지고 병원을 가도 별다른 해답이 없다. 명확한 진단도 없이 늘 그저 우울증이라고 하고, 또 의학적으로 규명이 되지 않는 신체 증상이라고만 이야기를 듣는다. 분명 화병이 맞는 것 같은데 인생을 살아가며 겪어왔던 여러 고통을 화병 하나로 설명할 수 있을지도 걱정이다.

한의학 임상 현장에서 화병을 앓고 있는 50대의 여성 환자를 만났다면 어떤 이야기를 할 수 있을까?

한의사: 화병은 억울하고 분한 경험이 오래 누적되면서 발생하였다고 할 수 있는데, 현재의 무력감과 우울감은 왜 그럴까요?

한의사: 혹여 지금의 고통이 외부의 스트레스 때문이 아니라 감정을 풀지 못하고 쌓아놓는 자신의 성격 때문이 아닌가 생각해 보신 적이 있나요?

한의사: 감정이 분노에서부터 시작해서 불안과 우울 등으로 변화하고 있네요. 이렇게 변화하는 감정을 하나씩 시기별로, 사건별로 정리를 해 보면 어떨까요?

환자와 대화를 나누면서 환자의 전 인생을 돌아보게 된다. 그야말로 산전수전을 겪은 모습을 보면 지금의 고통은 그 누구라도 피할 수 없을 것 같다고 생각이 된다. 정신장애는 타고난 기질이나 성격, 태어날 때부터 주어진 환경과 살아오면서 겪게 되는 스트레스와 그에 대한 반응, 그리고 그로 인해 남게 되는 트라우마 등 여러 요인이 복합하여 발생한다. 신체 증상뿐만 아니라 감정의 변화 역시 인생을 통틀어 변화를 거듭하게 된다. 원인과 결과, 그리고 장애의 시간 과정에서 지금 앓고 있는 장애를 이해하여야 한다. 질병의 좌표를 설정하고 이에 맞는 상담이 진행되어야 한다.

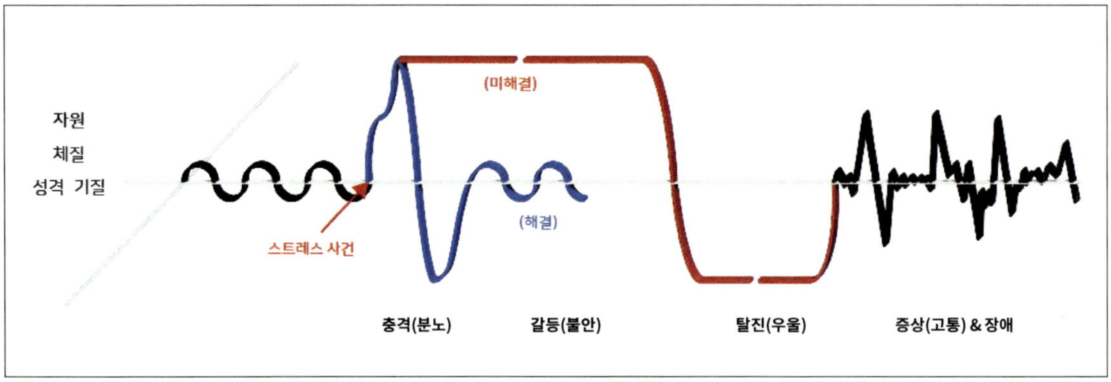

[정신장애 스펙트럼]

정신장애는 여러 요소의 복합적인 문제에 의해 발생한다.

- 개인의 내재적 문제를 살펴보아야 한다. 한의학에서 설명하고 있는 사상의학의 관점은 심리학에서도 기질과 성격을 주제로 하여 다뤄지고 있다. 개인이 가지고 있는 특징과 강점 및 취약성에 대해 알아보아야 한다.

- 환경의 영향을 살펴보아야 한다. 정신적인 자극이나 충격뿐만 아니라 사회적, 경제적 문제가 모두 관여할 수 있다. 안정적으로 지속되는 환경과 변화하는 환경이 다르고, 자극에 대한 각기 다른 반응이 있으며, 그런 자극에 대해 적응하느냐 적응하지 못하느냐에 따라 결과가 다르게 나타나는 것을 관찰할 수 있다.

정신장애의 강도 및 양상은 시간의 흐름에 따라 역동적으로 변화한다.

- 정신적인 문제는 단순히 심리적인 고통에서부터 정신장애라는 질병에 이르기까지 하나의 연속선상에서 다양한 수준으로 나타날 수 있다. 동일한 자극이라 해도 개인이 가지고 있는 요인이나 환경에 따라 결과는 다를 수 있으며, 이때 나타나는 심리적 고통의 강도 또는 수준을 중요하게 고려해야 한다.
- 시간의 축을 고려해야 한다. 자극에 대한 일차적인 반응 후 개인의 특성에 따라, 또 환경의 변화에 따라, 그리고 시간이 지나면서 다른 양상이 나타나게 된다. 예를 들어, 분노에서 시작한 감정이 불안, 우울로 이어지기도 하며, 정서로 인해 신체 증상이 유발되기도 한다.

이처럼 정신적인 문제는 다차원적 스펙트럼의 입장에서 접근할 필요가 있다. 정신장애의 진단은 범주적 접근 방식을 따르기 때문에 기분장애, 불안장애 그리로 신체질환을 독립적으로 보는 경향이 있다. 하지만 실제 임상에서는 여러 정신장애가 공병하는 사례가 많으며, 정신장애가 신체 질병과 서로 영향을 주고받거나 공존하는 사례도 많다. 게다가 정신장애는 개인의 내재적 특성, 환경의 차이, 환경에 대한 개인의 반응 양상, 시간에 따른 변화 등을 함께 고려해야 한다. 따라서 정신적인 문제에 접근할 때 다차원적 스펙트럼의 관점에서 좌표를 설정하고 이해해야 한다.

한의학 상담에서는 개인의 특성과 변화하는 시간을 각각의 축으로 삼는다. 현재 가지고 있는 고통을 다차원적 스펙트럼의 관점에서 평가한 후에 상담을 진행하게 된다.

2. 자생력 증진을 위한 마음챙김과 기공 훈련

(Mindfulness and Qigong Training for Self-Healing; MQT-SH)

2.1. 자생력을 회복하기

자생력은 한의학 상담을 통해 궁극적으로 기르고자 하는 개인의 자원이기도 하지만, 한의학 상담을 시작하고 진행하기 위한 기초이기도 하다. 이 장에서는 자생력의 의미와 그것을 기르기 위한 방법을 간략히 소개한다.

○ 사례: 무기력한 환자 (60대 남성)

60대의 남성 환자는 보약을 먹어야 하지 않을까 하는 생각이 들어 한의원을 방문하였다. 3년 전 정년퇴직을 하면서 급격하게 몸이 나빠졌다. 직장 생활을 할 때까지만 해도 그야말로 잘 나가는 사람이었다. 직장을 다닐 때만 하여도 새벽에 일어나서 직장에 가고, 또 정력적으로 일을 하였다. 부인과 가족들도 이런 자신을 잘 도와주었고, 경제적으로 이들에게 도움을 줄 수 있음을 뿌듯하게 생각했다. 밤에 잠이 들 때도 열심히 일한 자신에 대해 훌륭하다고 생각했고, 다음날 일을 떠올리며 푹 잘 수 있었다. 정년퇴직 이후 삶이 바뀌었다. 일찍 일어날 필요가 없어졌고, 그러다 보니 부인도 아침을 별로 잘 챙겨 주지 않는다. 낮 동안에는 그래도 운동을 하려고 처음에는 애를 썼지만, 재미가 없다 보니 점점 게을러졌고, 저녁 시간이 되면 습관적으로 TV 앞에서 보냈다. 잠을 자려고 해도 이런저런 생각이 꼬리에 꼬리를 무는데, 특히 오늘도 별로 한 일이 없이 보냈고 또 내일도 별다른 일이 없다는 생각이 드니 잠이 오지 않았다. 그리고 아침에는 여지없이 무기력해지고 우울해졌다. 식욕도 없어져서 어느새 밥 먹는 것이 고역이 되기에 이르렀다. 일단 기운이라도 나아져야겠다는 생각이 든다. 이전까지는 생각도 하지 않았던 한의원에 온 것도 기력을 조금이라도 보강해야 하지 않을까 하는 생각에서였다. 그리고 과연 이런 상태도 우울증인지 궁금하다. 우울증이라고 하여도 정신과 약물을 복용하고 싶지는 않다고 이야기를 한다.

한의학 임상 현장에서 무기력에 빠진 60대의 남성 환자를 만났다면 어떤 이야기를 할 수 있을까?

한의사: 기력을 회복하고 자신감이 생긴다면 무엇부터 하고 싶나요? 어떤 일이 있는지 구체적으로 알 수 있을까요?

한의사: 지금 연세에 맞는 기력의 기준을 한번 생각해 봅시다. 지금 정도의 나이라면 어떤 것을 할 수 있어야 하죠? 어느 정도 회복이 되면 좋을까요?

한의사: 기력 회복을 어떻게 확인할 수 있을까요? 잘 먹는 것, 잘 자는 것, 그리고 잘 활동하는 것이겠죠? 기력 회복을 하기 위해 자신의 기운을 확인하고, 또 축적하는 방법을 찾아보죠.

환자는 퇴직 이후 변화된 자신의 모습에 놀라게 된다. 나이가 들었다는 것, 할 일이 별로 없다는 것에 대해 심각하게 이야기하다 보면 살고 싶은 의욕이 줄어들게 되고, 심지어 죽고 싶다는 생각이 들기도 한다. 다시금 젊은 시절의 생기 넘치는 상태로 돌아가고 싶지만, 그것이 과연 가능할지 의문이다. 지금 이 순간 무엇부터 할지를 찾아야 한다. 다시금 건강해지는 모습을 만들기 위해서는 지금 이 순간 무엇인가를 해야 한다. 그 무엇은 자생력을 회복하는 것이다. 자생력은 살아있는 생물이 가지고 있는 기본적인 속성임과 동시에 인간의 본성이다. 이 기본적인 속성과 본성을 키우면서 여기에 인간, 그리고 개인의 노력이 추가되어야 한다.

한의학에서 자생력은 질병을 극복하고 건강을 회복하기 위해 필요한 요소이다. 자생력을 강화하기 위해서는 개인이 가지고 있는 기질이나 성격 및 체질에 부합하여 강점을 키우고, 취약점을 보완해야 한다. 또는 외부의 자극을 적절하게 피하고, 자신의 리듬을 꾸준히 유지하는 행동이나 마음가짐을 실천할 필요가 있다.

자생력을 강화하는 구체적인 양생법들이 존재한다. 전통적인 양생법으로는 단전호흡이나 기 수련의 방법이 있고, 한약을 복용하는 방법도 있다. 양생법이 효과적으로 작동하기 위해서는 개인의 자발적인 동기가 필요하다. 한약을 꾸준하게 복용하는 것, 양생을 위한 운동이나 마음가짐을 꾸준하게 실천하는 것은 결국 개인의 의지에 달려 있기 때문이다. 한의학 상담은 환자들이 자생력 증진을 위한 다양한 양생법을 익히고 꾸준히 지속하는 데 도움을 줄 수 있다. 이때 상담을 통해 환자들에게 양생법의 의미와 재미를 제공하고, 구체적인 방법을 소개함으로써 환자들이 양생법에 쉽게 접근할 수 있도록 해야 한다.

전통적으로 동양에서는 인간의 본성에 대해 다루고 있다. 인간의 본성과 관련하여

유학에서는 인의예지의 실현, 도가에서는 무위자연의 실천, 그리고 불교에서는 비-집착 및 자비의 실천을 강조한다. 이와 유사하게 한의학에서는 원기와 생기 등의 선천적 기운을 올바르게 기르고, 자연의 법칙에 순응하는 생활 등을 실천할 것을 강조한다. 요약하면 본성을 실현한다는 것은 사회에서는 성숙한 인간이 되는 것이고, 의료 현장에서는 자생력을 극대화하는 것으로 이해할 수 있다. 이처럼 동양의 전통적인 철학과 종교, 그리고 의학에서는 건강한 삶을 위한 원칙과 조건, 그리고 행동 강령을 제시하고 있다. 한의학 상담에서는 자생력 증진을 위해 임상 현장에서 이러한 지혜를 활용하는 방법에 대해 구체적으로 설명하고 있다.

❶ 자생력 회복을 위한 동양학의 주제 (김종우, 송승연. 한의학상담. 집문당. 2016. pp.55-92)

분야	내용
유학	• 중용(中庸). 중화(中和) • 인의예지(仁義禮智), 사단(四端): 측은지심(惻隱之心), 수오지심(羞惡之心), 사양지심(辭讓之心), 시비지심(是非之心) • 군자(君子) • 호연지기(浩然之氣) • 배움과 즐거움 • 마음 두기
불교	• 연기설(緣起說) • 사성제(四聖諦): 고(苦)·집(集)·멸(滅)·도(道) • 오온(五蘊): 색(色)·수(受)·상(想)·행(行)·식(識) • 오온개공(五蘊皆空) • 팔정도(八正道): 정견(正見), 정사(正思: 正思惟), 정어(正語), 정업(正業), 정명(正命), 정근(正勤: 正精進), 정념(正念), 정정(正定) • 자비와 자비명상
도가	• 도(道) • 덕(德) • 무위자연(無爲自然)
한의학	• 염담허무(恬憺虛無) • 진인(眞人), 지인(至人), 성인(聖人), 현인(賢人) • 허심합도(虛心合道) • 심장신(心藏神) • 정심(正心), 수심(收心), 양심(養心) • 독행(獨行), 박통(博通)

2.2. 얼그러진 몸과 마음을 조화와 균형을 통해 해결하기

조화와 균형은 한의학 상담의 치료 목표를 달성하기 위한 첫 번째 핵심 원리이자 기제이다. 호흡법 및 이완법은 불균형과 부조화의 상태에서 균형과 조화를 이루는 대표적인 방법이 될 수 있다.

○ 사례: 불안하여 안절부절못하는 환자 (30세 여성)

30세의 젊은 여성은 늘 불안에 휩싸여 있다. 고등학교를 졸업하고, 대학을 진학하였는데 자신이 원했던 대학이 아니었다. 시간을 보내 졸업을 하고 직장을 다녔지만, 자신이 생각했던 자신의 모습과 동떨어진 일상을 보내고 있다는 생각을 하게 되면서 결국 직장을 그만두게 되었다. 현재는 아무것도 하지 않으면서 하루 종일을 보내고 있다. 무엇이든 하면 되었던 중고등학교 시절이 있었다. 원하는 성적을 얻었기에 커서는 무슨 일이라도 할 수 있을 것 같은 자신감이 있었던 시절이었다. 점차 할 수 있는 것이 줄어들었고 결국 대학이나 직장도 자신이 생각했던 곳과는 다른 곳을 향하게 되었다. 시간이 지나면서 하고 싶은 일도 점점 없어지는 것 같다. 이제 어린 시절의 꿈은 도저히 이루기 어려운 현실이라는 것을 확인하고 좌절하게 되었다. 지금 내가 할 수 있는 것이 무엇인지조차 흔들리고 있다. 그러면서 현재는 정작 하는 일이 아무것도 없는 것 같다. 앞으로의 일을 생각하면 불안이 고스란히 밀려온다. 직장도, 집도, 애인이나 결혼도, 아무것도 가질 수 없다는 생각에 빠져 있다. 이런 생각에 빠진 상태에서 정작 하는 일은 아무것도 없다. 언제부터가 문제인지, 또 언제가 되어야 해결을 위한 실마리를 찾을 수 있을지 모르겠다.

한의학 임상 현장에서 불안하여 안절부절못하는 30세의 여성 환자를 만났다면 어떤 이야기를 할 수 있을까?

한의사: 현재 직장을 그만두었다면 그동안 하고 싶었던 일을 할 수 있지 않을까요? 하고 싶은 것이 무엇이죠?

한의사: 정작 하고 싶은 일은 무엇인지도 한번 생각해 봅시다. 어린 시절에 하고 싶었던 일도 한번 생각해 보고요.

한의사: 최근의 하루 일과를 한번 점검해봅시다. 하루의 시간 동안 잠시라도 시간을 내어 할 수 있는 것이 무엇인지 찾아봅시다.

불안에 휩싸여 있으면서 정작 아무것도 하지 못하는 상태이다. 지금 당장 무엇이라도 하는 것이 급할 수도 있다. 그렇지만 조금은 여유를 가지고 자신의 삶을 돌아볼 필요가 있다. 언제부터 문제가 발생하였는지, 무엇 때문에 문제가 발생하였는지를 알아보는 것도 필요하다. 한편 자신의 몸과 마음에서 벌어지고 있는 현상을 제대로 이해하는 것도 필요하다. 건강하던 시절의 자신과 지금의 자신을 비교해 볼 때, 달라진 리듬, 에너지의 부조화 등, 지금부터 제로 상태에서 조심스럽게 시작하여 자신의 리듬을 찾고, 오장육부 그리고 몸과 마음의 균형과 조화를 찾아보고 지금 할 수 있는 것부터 행동으로 옮겨야 한다.

한의학 상담은 조화와 균형을 이루는 것을 목표로 삼고 있다. 한의학의 기본 이론이 되는 음양오행(陰陽五行)이 그 이론적 바탕이다. 불균형과 부조화의 상태는 음양오행의 균형과 조화가 깨진 상태를 의미한다. 음양은 상호 간의 대대적 관계를 가지고 있어 불균형의 상태에서 균형의 상태로 이어가는 방향성을 제시한다. 오행은 서로 간의 역동 문제를 다루고 있어서 부조화된 힘을 조화롭게 만들기 위해 상생(相生)과 상극(相克)의 방법을 활용하여 다시 균형 잡힌 상태에 이르도록 유도한다.

자신이 가지고 있는 고유의 리듬은 주변 자극에 따라 변화할 수 있다. 음과 양이 순차적으로 돌아가면서 안정 상태를 유지하다가도 어느 한 편으로 치우치게 되면 문제가 발생한다. 이러한 불균형 상태에서는 서로 반대가 되는 힘을 적극적으로 활용하여 균형 상태를 만들어 갈 수 있다. 불균형 상태에서 균형 상태가 되면 이전 자신의 리듬으로 다시 돌아와 안정을 찾게 된다. '호흡'을 통해 인체의 리듬을 쉽게 확인할 수 있다. 호흡은 들숨과 날숨으로 나뉘어 있고, 각기 가지고 있는 특징이 음양처럼 명확하게 구분된다. 들숨은 양적이고 긴장을 유발하는 반면, 날숨은 음적이고 이완을 유도하기 때문에 불균형의 상태를 균형의 상태로 만들어 가기 위해 호흡을 의도적으로 활용할 수 있다.

부조화의 문제는 몸과 마음의 부조화, 신체 내부의 기관 간의 부조화를 통해서도 확인할 수 있다. 몸과 마음의 부조화는 심장과 뇌의 부조화에서도 관찰할 수 있으며, 오장 간의 부조화도 한의학의 병태에서 설명되고 있다. 부조화를 조화로 변화시키기 위해서는 각각의 특성에 따라 균형을 찾아가는 방법으로 상생과 상극의 방법을 활용한다. 예를 들어, 감정을 특징적인 에너지의 형태로 세분화한 후, 어떤 감정을 조절하기 위해 다른 감정을 활용하는 오지상승위치료법이 정신요법의 일종으로 활용되기도 한다. 그러나 이런 상생상극의 역동적인 접근 방법 이전에 충분한 이완 상태를 만듦으로써 자연스럽게 조화를 찾아가도록 유도하기도 한다. 충분한 이완의 상태에서는 순환과 교류가 자연스럽게 이루어지기 마련이며, 안정된 상태에서 본래의 조화로운 인간의 상태를 구현할 수 있기 때문이다.

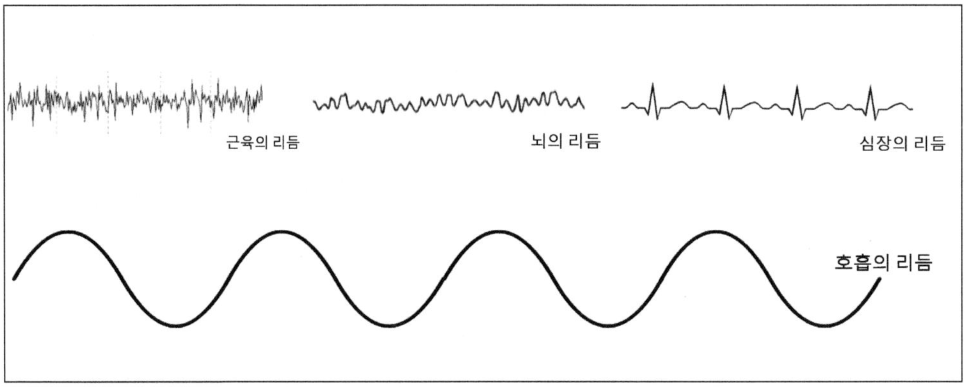

[호흡의 리듬을 찾아가는 작업]

2.3. 단절과 불통을 순환과 교류를 통하여 해결하기

순환과 교류는 한의학 상담의 치료 목표를 달성하기 위한 두 번째 핵심 원리이자 기제이다. 이 장에서는 순환과 교류의 필요성을 소개하고, 다양한 차원에서 소통을 증진시키기 위한 방법을 간략히 소개한다.

○ 사례: 답답함을 호소하는 환자 (40대 남성)

40대의 직장인 남성은 이제껏 경험하지 못한 일을 겪고 있다. 직장에서 승승장구하여 잘 나간다고 생각했었는데, 새로운 부서장이 들어 온 이후로 너무 힘이 든다고 하소연을 한다. 그동안 일을 빠르게 처리하고 성과를 내어왔었는데, 부서장은 빠른 것은 중요하지 않고 철저하고 깔끔하게 일이 처리되는 것을 강조하고 있다. 하나하나 꺼내어 지적을 받고 나면 도무지 일할 기분이 나지 않는다. 다른 직장 동료들은 어느새 새로운 부서장에 맞춰서 일하고 있는 듯하며, 나만 왕따를 당하고 있다는 생각이 든다. 그간 능력자라고 자부를 하면서 다른 동료들보다 빠르게 승진했었는데, 그런 모습이 동료들에게는 좋지 않았었던지 그동안 친하다고 생각했던 사람도 이제는 적이 되어가는 느낌이 든다. '부서를 옮겨야 할까'라는 생각이 들기도 했지만 정작 그걸 선택하면 낙오자가 될 것 같은 불안이 들어 섣불리 시도하지는 못하고 있다. 당분간은 눈치를 보면서 지내겠지만, 앞으로가 걱정이다. 더욱이 그동안 잘 나간 것이 다른 방향으로 가 버리면 어쩔지 두려운 감정이 든다. 과연 지금의 문제가 상사 때문에 벌어지는 것인지, 아니면 나의 문제 때문인지 알 수가 없다. 해결하지 못하니 답답한 마음은 점점 더 심해진다.

한의학 임상 현장에서 답답함을 호소하는 40대의 남성 환자를 만났다면 어떤 이야기를 할 수 있을까?

한의사: 직장 상사와 성격이나 체질이 맞지 않은 것 같은데요? 어떤 점에서 차이가 있는지 찾아볼까요?

한의사: 지금의 문제가 본인의 성격 때문이라고 생각할 수도 있나요? 그동안 성공을 했던 것도, 지금 이렇게 어려운 것도 성격과 관련이 있을까요?

한의사: 상사의 성격이나 체질에 대하여도 한번 이야기를 나눠볼까요? 서로 간의 차이를 알아야 극복할 수 있는 방법도 알 수 있을 것 같네요.

무엇이 문제이고, 그것을 어떻게 풀어가야 하는지 알고, 또 그것을 풀어가는 과정이 상담이다. 환자는 변화된 상황에서 이것이 자신의 문제인지, 아니면 타인의 문제인지에 대해 알고 싶어 한다. 문제를 풀어내지 못하면 답답함은 더 심해지게 된다. 그렇지만, 문제를 알았다고 하여 모든 문제가 해결되는 것은 아니다. 풀어낼 수 있는지 혹은 풀어낼 수 없는 문제인지도 알아야 한다. 풀어낼 수 있다면 적극적으로 문제를 해결하기 위해 노력해야 하지만, 풀어낼 수 없다면 문제를 수용하는 여유가 필요하다. 해결되지 않는 문제를 쌓아놓게 되면 결국 담이나 어혈, 그리고 화로 이어지게 된다.

한의학 상담은 막힌 기운을 풀어주는 것을 목표로 삼고 있다. 한의학에서는 불통즉통(不通卽痛) 통즉불통(通卽不痛), 즉, 소통되지 않으면 통증과 고통이 생기고, 소통되면 통증과 고통이 사라진다는 것을 이야기하며, 순환과 교류의 중요성을 언급하고 있다. 기가 소통되지 않아 증상이 발생하는 경우 소통을 위한 치료 방법들이 제시되는데, 대표적으로 침 치료와 한약이 활용된다. 한편 기공 같은 자가 치유의 방법 또한 소통을 돕는 하나의 방법이 될 수 있다.

소통의 문제는 마음에서도 중요하게 다뤄진다. 화병 환자의 경우에서 알 수 있듯이 억울하고 분함이 풀리지 않고 지속되는 경우 한의학의 병리적 관점에서는 간기울결(肝氣鬱結)이라는 병태가 발생하게 된다. 울결의 상태는 화의 현상으로 진행되기도 하며, 병리적 산물로의 담이나 어혈로 이어지기도 한다. 시간이 지남에 따라 저항하는 힘이 떨어지면서 허(虛)의 병태로 이어지기 때문에, 울결의 초기에 적극적으로 풀어나가는 것이 필요하다.

한의학에서 다루는 소통은 인간과 자연의 소통, 인간과 인간의 소통, 그리고 몸과 마음의 소통으로 구분될 수 있다. 나와 자연, 나와 타인, 몸과 마음의 순환과 교류를 모두 이해하게 된다면, 인간과 자연, 몸과 마음을 통합하는 전일적 접근에 따라 문제를 해결할 수 있게 된다.

자연과의 소통에서는 우리가 자연의 기운을 느끼고, 받아들이고, 또 교류할 수 있는가의 문제를 다룬다. 기공 훈련에서 기를 느끼는 감기, 받아들이는 축기, 교류하는 행기를 활용하여 자연과 소통할 수 있다. 이외에도 호흡법이나 먹기 명상, 걷기 명상과 같은 구체적인 방법을 통해 자연과의 소통 능력을 키울 수 있다.

인간 간의 소통에서는 서로에 대한 이해와 함께 상대방에 대해 따뜻한 마음을 가지고, 또 용서할 수 있는가의 문제를 다룬다. 소통을 위해서는 서로를 잘 알고, 공감하고, 적극적으로 받아들일 수 있는 태도를 함양하는 것이 필요하다. 사상의학을 통해 각 개인이 가지고 있는 고유한 특성을 이해하고 서로가 다르다는 사실을 인정하는 것은 인간 간의 소통을 위한 하나의 방법이 될 수 있다.

몸과 마음의 소통은 몸의 문제가 마음에 영향을 미칠 수 있으며, 반대로 마음의 문제가 몸에 영향을 미칠 수 있다는 사실을 이해하는 것부터 시작한다. 나아가 몸의 문제를 해결하기 위해 마음가짐과 태도를 변화시켜야 하고, 반대로 마음의 문제를 해결하기 위해 신체적인 노력이 필요하다는 것을 이해하게 될 것이다. 마음챙김과 기공 같은 심신중재법은 몸과 마음이 서로 밀접하게 연결되어 있음을 확인하는 방법이 될 수 있다.

한의학에서는 기의 흐름을 원활하게 하는 것을 강조한다. 즉, 순환과 교류가 이루어져야 하는데, 여기서 자연의 법칙을 따르게 된다. 시간의 흐름에 따라 나타나는 변화가 자연의 순리에 맞춰 일어나는 것이 이상적이다. 예를 들어 전 인생에 걸친 생장화수장(生長化收藏)의 과정, 일 년에 걸친 춘하추동의 과정, 낮과 밤의 일주기 순환에 맞춘 생활을 하는 것이다.

2.4. 두한족열, 허심합도로 최적의 인간을 만들어 보기

한의학 상담에서 목표로 삼는 두한족열과 허심합도는 각각 신체적, 정신적 측면에서의 최적의 인간상을 대변한다. 이 장에서는 한의학 상담의 목표와 지향점을 제시한다.

한의원을 방문하는 환자들은 다양한 모습을 가지고 있다. 누구나 정신적인 고통이나 증상을 가지고 있다. 그들의 이야기를 찬찬히 들어보면서 어떤 문제가 있는지 찾아보도록 한다.

❗ 다차원적 이해를 돕기 위한 질문 목록

- 자신이 가지고 있는 성격이나 체질의 문제 때문인가?
- 어린 시절의 트라우마의 문제 때문인가?
- 스트레스를 받으면서, 원래 자신의 모습이 변화하면서, 이로 인해서 발생하는 다양한 정서 문제, 신체 증상을 가지고 있는가?
- 하고 싶은 일이 있지만 할 수 없는 상황인가?
- 할 수 있다고 생각하지만, 정작 하지는 않으면서 일상을 보내고 있지 않은가?
- 정작 지금 아무것도 하지 않고 있는 현실에서 무엇부터 할 수 있을까?

이처럼 여러 가지 원인에 따라, 다양한 상황에 따라, 현재 고통받고 있는 환자들이 방문하게 된다. 그렇다면 이런 환자들에게 어떤 이야기를 할 수 있을까?

한의사: 지금의 고통이 어떤 원인에서 온 것 같나요?

한의사: 과거에 건강하고 행복했던 시절이 있었나요? 그 시절의 건강과 행복의 원천은 무엇이라고 생각하나요?

한의사: 지금 이 순간 최적의 상태를 만들어 볼 수 있을까요? 암을 앓고 있다고 하더라도 통증이 줄어들고, 밥을 맛있게 먹는 것을 경험해 볼 수 있지 않을까요?

한의사: 마음을 비우고 현실을 받아들일 수 있을까요? 그렇게 받아들이면서 해결책을 찾을 때까지 기다릴 수 있는 여유를 가져봐야 하지 않을까요?

한의학 상담의 목표는 최적의 인간을 구현하여 자생력을 가지고 질병을 극복하고 건강을 유지하는 것이다. 최적의 인간은 개인이 처해있는 환경에서 자신이 가지고 있는 역량을 극대화한 상태를 의미한다. 병을 앓고 있다면 자연스럽게 그 병을 극복하기 위한 최적의 상태를 만들어 내야 한다. 이때 자생력이라는 기본 자원을 가지고 조화와 균형, 순환과 교류라는 핵심 원칙에 따라 행동해야 한다. 최적의 인간을 만들어 보는 것을 넘어서 이상적인 인간상을 설정해 보는 것도 필요하다. 역동적인 인간에게 미래의 모습을 설정해 놓는 것이 필요하기 때문이다.

한의학에서 최적의 상태는 신체와 정신으로 구분하여 설명할 수 있다. 신체적으로 최적의 상태는 몸과 마음이 균형과 조화를 이루고 기가 원활하게 소통하여 두한족열(頭寒足熱)의 상태를 만드는 것이다. 호흡을 안정적으로 하고, 충분한 이완 상태를 만들면, 자연스럽게 손발이 따뜻해지고 가슴이 편안해진다. 이 상태를 유지하고 있으면 점차 아랫배가 따뜻해지고, 얼굴은 시원해지는 상태를 실현할 수 있다. 이러한 상태야말로 신체의 에너지가 극대화된 상태라고 볼 수 있다.

정신적으로 최적의 상태는 마음을 비우면서 순리에 이르는 허심합도(虛心合道)의 상태를 만드는 것이다. 호흡을 안정적으로 하고, 충분한 이완 상태에서 신체의 감각을 있는 그대로 느끼면서, 떠오르는 감정이나 생각을 애써 없애려 하기보다 수용적인 태도로 바라보다 보면 안정되면서도 편안하고 더욱이 맑고 깨끗한 깨달음을 얻을 수 있다. 이러한 상태야말로 정신의 에너지가 극대화된 상태라고 볼 수 있다.

이렇게 최적의 인간 상태를 만들고 난 이후에는 이상적인 인간을 지향할 수도 있다. 한의학의 첫 출발이라고 할 수 있는 양생법에서는 불로장생(不老長生)의 모델을 제시하고 있다. 현재의 시점에서 이러한 이상이 실현될 것을 기대할 수는 없지만, 목표를 설정하고 수행하는 것 자체가 이상적 인간의 모습이기도 하다.

전통적인 동양학에서는 이상적인 인간상을 각각 제시하고 있다. 유학에서는 군자의 모습을 그리고 있으며, 도가에서는 유유자적하는 자연인의 모습을 제시하고 있고, 불교에서는 마음을 비우고 깨달음에 이르는 모습을 보여주고 있다. 한의학에서도 진인(眞人)을 제시하고 있기에 이상적인 인간상의 추구는 본래 모든 인간이 기본적으로 가지고 있는 목표 또는 동기라고 할 수 있다.

요약하면, 한의학 상담은 개인이 가지고 있는 기본 자원인 '자생력'을 가지고, '조화와 균형', '순환과 교류'라는 원리를 바탕으로 '최적의 인간'을 실현하고, '이상적 인간'을 추구하는 과정이다.

2.5. 자생력 증진을 위한 마음챙김과 기공 훈련의 모형

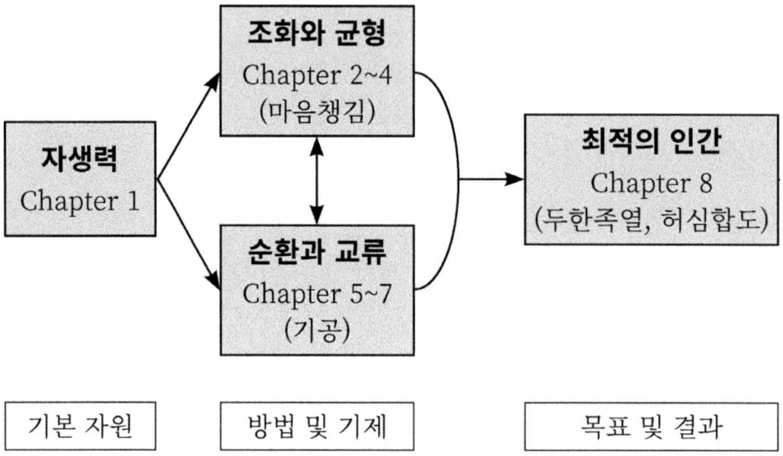

위의 모형은 자생력 증진을 위한 마음챙김과 기공 훈련(MQT-SH)의 진행 과정, 원리 및 목표를 요약한 것이다.

첫째, MQT-SH는 자신의 고통을 이해하고 자생력을 확인하는 것에서 시작한다. 자생력은 상담의 최종목표이면서도 시작을 위한 기초가 된다.

둘째, MQT-SH는 '조화와 균형', '순환과 교류'라는 두 가지 핵심 원리에 따라 치료를 진행한다. Chapter 2부터 4까지는 **[조화와 균형 모듈]**로서, 조화와 균형이라는 원리를 이해하고 체득하기 위해 호흡명상, 바디스캔, 열린 마음챙김 명상과 같은 마음챙김 훈련을 실시한다. Chapter 5부터 7까지는 **[순환과 교류 모듈]**로서, 순환과 교류라는 원리를 이해하고 체득하기 위해 감기-축기-행기로 이어지는 기공 훈련을 실시한다. 이때 조화와 균형, 순환과 교류는 상호의존적이면서 상호보완적인 관계임을 이해하는 것이 중요하다.

셋째, MQT-SH는 최적의 인간을 치료의 목표로 삼는다. 최적의 상태란 자생력이 회복된 상태로서 신체적으로는 두한족열, 정신적으로는 허심합도의 상태를 의미한다. 앞선 훈련을 바탕으로 환자가 이러한 최적의 상태를 스스로 구현할 수 있는가에 따라 치료의 종결 여부가 결정될 것이다.

MQT-SH는 한의학 상담에서 기본이 되는 내용을 체계적이고, 순차적으로 정리한 기본 프로그램이다. 이후에 출간될 워크북들은 위의 모형을 바탕으로 하되, '체질에 대한 이해를 통한 성숙', '정신적 고통과 증상의 개선', 또는 '이상적 인간의 실천'과 같은 핵심적인 주제들을 심도있게 다룰 것이다.

Chapter 1. 이해

"최적의 상태를 만들어 자생력을 회복하는 것을 이해하는 것이 한의학 상담의 시작입니다."

이 장에서는 한의학의 건강관을 소개하고, 고통의 유발요인과 완화요인, 나아가 고통이 사라진 최적의 상태에 대해 논의할 것이다. 교육과 실습에서는 고통의 원인이 되는 불균형과 부조화의 상태를 이해하고, 고통이 줄어든 최적의 상태를 만들어 보는 방법을 익혀볼 것이다.

▪ 한의원을 찾는 사람들

한의원이나 한방병원을 찾는 목적은 무엇일까? 이전에는 소위 말하는 보약(補藥)이 가장 중요한 이유였었다. 그래서 철마다 보약을 지속적으로 복용하는 가정이 많았다. 보약은 한의학 치료의 일부에 해당한다. 물론 코로나 시대, 스트레스 시대에는 면역력 강화가 필요하고, 스트레스를 이길 에너지가 필요한 것도 사실이며, 또 이런 상황에서 보약은 추천되는 치료법 가운데 하나이다.

통증은 한방의료기관을 찾는 이유 가운데 늘 일 순위에 해당한다. 수술 없는 치료, 재활을 목적으로 하는 치료에 있어 침을 기본으로 하는 통증 관리는 전 세계 보완 및 대체의학 시장에서도 가장 각광받는 영역이다. 양한방 협진을 하는 병원에서는 늘 수술 전 비수술 요법의 하나로, 또는 수술 후 후유증의 관리로 침 치료를 제시하고 있다.

내과계열의 경우에도 한의학 진료가 효과를 보이고 있다. 한약을 먹으면 간이 나빠진다는 속설은 과학적 근거에 기반한 연구를 통해 간에 도움이 되는 것으로 반전된 지 오래되었다. 소화불량이나 감기와 같은 가벼운 질환에서 난치병으로 알려진 암이나 파킨슨, 치매의 영역에서도 한의학 치료를 근거를 찾아가고 있다.

정신과 영역 역시 마찬가지다. 조현병이나 뇌전증 같은 일부의 분야를 제외하고 정신의학의 거의 전 영역에서 이미 진료지침이 개발되어 근거 기반 진료가 이뤄지고 있다. 화병과 같은 한의학 강점이 있는 질환뿐만 아니라, 우울증이나 불안장애, 치매와 불면증에 대한 연구도 여전히 활발하다. 특히 주목할 만한 것은 침이나 한약뿐만 아니라 정신요법도 적극적으로 활용하고 있다는 사실이다. 전통적인 정신요법 이외에 명상이나 기공(기수련)의 방법이 활용되고 있으며, 융합적인 방법을 적용한 감정자유기법(Emotional Freedom Technique, EFT)이 개발되었고, 한의학 상담 역시 중요한 진료 도구로 활용되고 있다.

■ 건강과 행복을 도모하는 새로운 패러다임

한의학 상담은 단지 한의사로부터 상담을 받는 것에 목적을 두고 있지 않다. 한의학이 가지고 있는 관점을 이해하게 되면 건강과 행복을 찾기 위한 패러다임을 바꾸게 되는 것이다. 여기에는 동양학에서 다루고 있는 전통적인 철학과 종교, 그리고 인간관 및 자연관이 담겨 있다. 상담을 통해 고통을 해소할 뿐만 아니라, 지금 이 순간 최적의 인간을 구현하고, 이상적인 인간을 설정해나갈 것이다. 현재에 충실하면서 과거를 보듬고, 미래를 설정하는 작업은 인생의 숙제이기도 하지만, 정작 고통받고 있는 환자에게는 늘 마음속에 존재하는 불안과 갈등의 씨앗이기도 하다.

상담의 주제는 자생력에서 시작한다. 나아가 자신의 문제를 찾고, 해결하기 위해서는 한의학에서 제시하는 건강을 위한 조건, 즉 '순환과 교류', '균형과 조화'를 일상에 적용해야 한다. 그리고 이를 통해 '최적의 인간'을 실현하고, '이상적인 인간'을 설정하는 작업이 진행된다. 이때, 나를 이해하고 내 고통을 이해하는 것은 이 모든 과정의 출발점이 된다.

문제 도출하기 - 무엇 때문에, 왜 힘든가?

한방의료기관을 내원하는 환자들은 몇 가지 유형이 있다. 첫째, 증상이 있어서 문제의 해결을 위해 바로 한방의료기관을 방문하는 경우이다. 둘째, 병원이나 정신건강의학과에서 진료를 받는 과정에서 자신의 고통을 해결하지 못하거나, 충분한 이해를 받지 못하는 경우이다. 셋째, 양방 치료에 부작용을 보이거나 너무 장기간 치료를 받아야 해서 이차적으로 방문하는 경우이다. 이처럼 환자들은 한의사가 자신의 고통을 이해해 주었으면, 자신의 몸이 상하지 않고 치유가 되었으면, 너무 오랜 기간 약물에 의존하지 않을 수 있었으면, 건강하고 행복한 사람이 되었으면 하는 바람으로 한방의료기관을 찾게 된다.

본 세션의 일차 목표

1. 고통의 선행요인과 유발요인을 확인한다.
2. 고통의 완화요인을 확인한다.
3. 고통을 관찰하고 이해한다.
4. 최적의 상태를 확인하고, 치료 의지를 높인다.

1. 환자의 고통이 무엇과 관련 있는지 파악하기

첫 만남은 환자의 고통을 듣는 것에서부터 시작한다. 그러나 일반적인 의료에서의 초진과 한의학 상담 장면에서의 초진은 차이가 있다. 우리는 주호소를 '체크'하는 것이 아니라, 환자가 자신의 고통을 충분히 조리 있게 설명할 수 있도록 안내해야 한다.

임상질문

"이 증상이 무엇 때문에 왔다고 생각해보신 적이 있나요?"

"이렇게 힘든 것이 개인의 문제일까요? 아니면 환경의 문제일까요?"

"어느 상황에서 증상이 가장 심하나요?"

◯ 사례 A: 화병 환자 (60대 여성)

60대의 여성 환자는 30대에 현재의 남편과 결혼하였고, 두 명의 자녀를 두고 있다. 40대부터 약 20년간 남편과의 갈등으로 스트레스를 받았다. 1년 전, 갈등이 최고조에 달해 그 이후로는 남편과 말을 하지 않고 있으며, 한집에서 지내지만 거의 마주치지 않도록 피해 다니고 있다. 약 6개월 전부터 가슴이 답답하고 뜨거운 불을 삼킨 것처럼 열감이 느껴지는 증상이 시작되었고 자녀들과 주변 사람들에게 짜증이 늘고 예민하다는 소리를 많이 듣게 되어 내원하였다. 한의사로부터 화병으로 진단받았다.

한의사: 이 증상이 무엇 때문에 왔다고 생각하시나요?

환　자: 당연히 남편 때문이죠. 남편만 아니었으면 제가 이렇게 아프지 않았을 것입니다.

한의사: 남편이 스트레스 요인 중의 '하나'인 것은 분명합니다. 하지만 환자분을 힘들게 하는 원인이 100% 남편은 아닐 것입니다. 우리는 치료를 하면서 모든 가능성을 열어놓고, 환자분의 고통에 영향을 미치는 여러 가지 원인들을 찾아보고 검토해볼 것입니다. 그러면 조금 다르게 질문을 드려보겠습니다. 증상이 더 심해질 때는 언제입니까?

환　자: 당연히 남편이 속을 썩일 때죠.

한의사: 남편과 관련이 없을 때도 증상이 나타나지는 않습니까?

환　자: 음... 생각해보니 남편뿐만 아니라 자식들이 저한테 무심하거나 친구들이 제 말을 안 듣고 자기 얘기만 할 때도 비슷한 증상이 있었습니다. 집에 혼자 있으면서 끼니도 거르고 가만히 누워서 쉬고 있었는데 그때도 가슴이 답답한 증상이 발생했습니다.

○ **사례 B: 의학적으로 설명되지 않는 증상을 호소하는 환자 (70대 남성)**

70대의 남성 환자는 2~3년 전 아내와 사별한 이후, 혼자서 병원 여러 곳을 전전하고 있다. 병원에서는 검사를 한 이후, 별다른 문제가 없다고 한다. 몇 개월간 증상에 대한 약을 처방받아 복용했는데 큰 차도가 없었다. 이후에 정신과를 가보라고 하여 다녀 보았지만, 오히려 증상이 더 늘어나고 있다.

환자의 고통은 있지만 의학적으로 설명은 되지 않는다고 하는 "의학적으로 설명되지 않는 증상들(Medically Unexplained Physical Symptoms, MUPS)"이다.

반복되는 두통과 만성적인 소화불량, 복통, 속쓰림이 있으나 혈액이나 소변 검사, X선이나 내시경, 심지어 CT나 MRI 검사를 받아 보아도 이상 소견이 드러나지 않으며, 정신과에서 시행되는 우울증이나 불안장애, 또는 인지 장애에도 해당되지 않고, 단지 스트레스가 많아서, 혹은 과로가 심해서 생기는 현상으로 설명을 들었다.

한의사: 어느 상황에서 증상이 가장 심하나요?

환　자: 아침이 제일 힘들어요. 점심을 먹고 오후가 되면 좀 편해집니다.

한의사: 아침에 일어나서 점심때까지 어떻게 지내시는지 자세히 말씀해주세요.

환　자: 새벽에 6시 반쯤 눈을 뜨는데, 바로 활동하기가 너무 힘들어서 1~2시간 정도는 잠자리에서 뒤척입니다. 8시나 8시 반쯤 억지로 자리에서 일어나긴 하는데 할 일이 없어요. 아침은 떡으로 간단히 때우고, 거실에 나와서 혼자 TV를 봅니다. TV를 보다가 점심 때가 되면 자녀들이 챙겨 준 반찬들을 꺼내서 점심을 먹지요. 그게 답니다. 오전에 증상이 더 심하니까, 매일 일어나면서 짜증부터 나요.

2. 환자가 어떤 상황에서 일시적 완화를 경험하는지 묻기

환자들은 자신의 고통이 항상 지속된다고 인식하는 경우가 많지만, 만성화된 증상은 보통 호전과 악화를 반복한다. 완화요인을 확인하면, 일상생활에서 완화요인을 늘림으로써 치유의 실마리로 활용할 수 있다. 자신의 불편감을 객관적으로 바라보지 못하고, 고통에 압도된 환자일수록 일시적이라도 완화되었던 상황이나 시기에 대해 자세히 묻는다. 이러한 상담 과정에서 고통과 증상도 시간 경과에 따라 변화한다는 것을 환자가 인식할 수 있도록 돕는다.

임상질문

"어느 때 조금이나마 편안하신가요?"

"중간에 회복이 되었을 때 무엇이 도움이 되었나요?"

○ 사례 A: 화병 환자 (60대 여성)

한의사: 어느 때 그나마 편안하신가요?

환　자: 제가 산책이랑 따뜻한 물로 목욕하는 것을 좋아해요. 혼자 밖에서 산책을 하거나 목욕을 하고 있을 때가 가장 편합니다.

한의사: 그러면 산책과 목욕을 좀 더 규칙적으로, 좀 더 자주 해볼 수 있을까요?

○ 사례 B: 의학적으로 설명되지 않는 증상을 호소하는 환자 (70대 남성)

한의사: 여러 치료를 받으시면서 중간에 회복이 되었던 적은 없나요?

환　자: 2~3년 전부터 항상 똑같습니다. 점점 더 심해지는 것 같아요.

한의사: 완전히 치료되지 않았더라도 조금이나마 편했던 시기가 있거나, 아니면 좋았던 한순간이라도 좋습니다. 한 번 곰곰이 생각해보세요.

환　자: 음.. 그러고 보니 작년에 손자가 태어났을 때 거의 매일 같이 손자를 보러 외출을 했어요. 그때는 아침에 일어났을 때 활기가 있었지요.

---

3. 고통 관찰하기

한의학적으로 '질병'이란 곧 불균형과 부조화의 상태이다. 환자의 순환과 교류가 개선되고 회복되면, 다시 균형 잡히고 조화로운 건강 상태로 회복될 수 있다. 환자에게 현재 상태를 객관적으로 관찰해보도록 한다.

임상질문

"자신의 몸과 마음 상태를 느껴본 적이 있나요?"

"우리는 신체의 어느 부위에서, 어떤 감각을 느낄 수 있나요?"

"혹시 전혀 고통이 없는 부위를 찾을 수 있을까요?

○ 사례 A: 화병 환자 (60대 여성)

한의사: 자신의 몸과 마음 상태에 집중해본 적이 있나요?

환　자: 늘 남만 신경을 썼지, 제 스스로에게는 별로 관심이 없었던 것 같아요.

한의사: 지금 자신의 몸과 마음 상태를 5분간 관찰해볼까요?

○ 사례 B: 의학적으로 설명되지 않는 증상을 호소하는 환자 (70대 남성)

한의사: 매일 아침마다 일어날 때 짜증부터 난다고 했지요? 혹시 짜증이 나더라도 증상을 좀 더 관찰해본다면 어떨까요?

환　자: 나이가 들고 늙은 것 때문에 이렇게 여기저기 아픈 건가, 한스러울 것 같아요.

한의사: 생각이나 감정이 아니라 신체의 어느 부위에, 어떤 감각이 느껴지는지 집중해볼 수 있을까요? 여기저기 안 아픈 곳이 없다고 했지만 그래도 전혀 고통이 없는 부위를 찾아봅시다.

---

4. 최적의 상태 확인하기

환자들의 치료 의지는 곧 치료의 성과와도 연결된다. 만성 문제를 가지고 내원한 환자들의 경우에는 자포자기의 심정으로 한방의료기관을 내원한 경우가 많은데, 간혹 '알아서' 낫게 해주기를 바라며 한의사에게 의존하는 환자들이 있다. 이런 경우는 겉으로는 한의사의 말에 잘 순응하는 것처럼 보이지만 자율적인 치료 의지, 치료에 대한 적극성과 참여도는 매우 낮을 수 있다. 따라서 치료의 동기를 확인하고 치료 의지를 높이기 위해 증상이 관해 혹은 치료되면 무엇을 하고 싶은지 묻고, 한의학 상담을 통해 뜻하는 바를 이룰 수 있을 것이라고 격려와 지지를 해준다. 또한, 일상생활에서 때때로 최적의 상태를 구현하거나, 컨디션이 좋은 순간을 놓치지 않고 확인할 수 있는 방법을 소개한다.

임상질문

"고통이 없어진 상태를 상상해볼 수 있을까요?"

"이 증상이 없어지면 무엇부터 하고 싶으신가요?"

"병이 생기기 전의 건강한 상태를 떠올려볼 수 있나요?"

○ 사례 A: 화병 환자 (60대 여성)

한의사: 고통이 사라진 상태를 상상해볼 수 있을까요? 화병 증상이 사라지만 무엇부터 하고 싶은가요?

환　자: 고통이 사라진다면 마음에 돌덩어리가 얹혀있던 것이 쑥 내려간 느낌이 들 것 같아요. 요즘 사람들 보기가 싫어서 모임에 일절 안 나가고 있었어요. 화병이 나아져서 화도 좀 줄어들고 몸도 편해지면 친구들과 만나서 오랜만에 이야기도 나누고, 여행을 며칠 다녀오고 싶습니다.

한의사: 하루 이틀의 단기간 여행으로도 금방 기분이 전환되고 활력이 생기는 것처럼, 일상 속 짧은 명상을 통해서 얼마든지 최적의 상태를 만들 수 있습니다. 최적의 상태를 확인할 수 있도록 훈련법을 안내해드리겠습니다.

○ **사례 B: 의학적으로 설명되지 않는 증상을 호소하는 환자 (70대 남성)**

한의사: 병이 생기기 전의 나는 어떠한 사람이었나요?

환　자: 제가 원래는 운동을 참 좋아했습니다. 하루라도 운동을 안 하면 견딜 수가 없었는데, 아픈 뒤로는 힘들어서 포기했지요. 다시 힘이 나면 운동부터 시작하고 싶어요.

한의사: 운동을 시작할 만큼 회복되기 전이라도, 때때로 좋은 순간이 찾아오면 즐길 수 있어야 합니다. 하루 중 언제가 가장 좋았는지, 또 언제가 나빴는지 기록을 해보세요. 최적의 순간을 놓치지 않고 오랫동안 기억에 남기는 것입니다.

고통을 이해하고, 자생력을 이해하기

■ 조화와 균형

조화와 균형은 건강하고 행복한 삶을 영위하기 위한 중요한 전제조건이다. 우리가 경험하는 대부분의 고통과 괴로움은 균형이 깨진 상태, 또는 조화롭지 못한 상태에서 비롯된다. 대표적으로 만성적인 스트레스로 인한 자율신경계의 불균형은 고혈압, 당뇨와 같은 만성질환을 야기하며, 과도한 스트레스는 우울, 불안과 같은 정신장애의 원인이 되기도 한다. 한편 목표 지향적인 삶에 대한 과도한 집착은 지금 이 순간의 현존을 가로막는 원인이 된다. 현재에 머물지 못한 채, 다시 오지 않을 과거나 아직 오지 않은 미래를 끊임없이 활보하는 우리의 마음은 과도한 반추나 걱정 등 부정적인 생각의 악순환을 가져오기도 한다.

불균형과 부조화는 개인 수준의 몸과 마음의 문제를 넘어서 다양한 갈등과 다툼의 원인이 될 수 있다. 타인을 고려하지 않고 지나치게 자신만을 내세우는 사람은 쉽게 타인과 다투고 갈등을 빚으며 자연스럽게 고립되기 마련이다. 이러한 단절은 나와 타인의 관계뿐만 아니라 나와 자연의 관계로까지 이어질 수 있다. 비록 현재는 부족함 없이 완벽하고 완전한 것처럼 느껴질지라도 우리는 자연이라는 생태계 속에서 살아가는 존재로서 결국 타인을 필요로 하게 된다. 모든 인간은 누군가의 도움을 받고, 때로는 누군가를 돕기도 하는 등 서로의 약점을 보완해가며 살아가는 상호의존적인 존재이기 때문이다. 이러한 사실을 부인한 채 자신만을 내세우며 조화와 균형을 잃는다면 궁극적으로 타인뿐만 아니라 자신에게까지 해가 될 것이다.

■ 순환과 교류

순환과 교류는 불균형과 부조화에서 균형과 조화를 만들어 내는 핵심 원리이다. 인간이 겪는 많은 고통은 대개 무언가가 한 곳에 뭉쳐 있거나 통하지 않고 막혀있기 때문에 나타난다. 단순하게 예를 들면, 호흡을 의도적으로 참는 것만으로도 몇 초 이내에 답답함과 괴로움을 경험할 수 있다. 또는 무릎을 꿇고 앉거나 양다리를 꼬아서 바닥에 앉아 있다 보면 몇 분도 채 안 되어서 다리 저림과 통증을 경험할 수 있다. 이처럼 숨이나 혈액이 제대로 순환하지 못하고 막히게 되면 금방 문제가 생긴다는 사실은 일상적 경험을 통해서도 쉽게 알 수 있으며, 이러한 상태가 바로 순환과 교류에서 문제가 일어난 상태를 의미한다고 볼 수 있다.

이러한 원리를 역으로 이용하면 순환과 교류를 쉽게 경험할 수 있다. 참았던 숨을 다시 들이쉬거나 굽힌 다리를 풀어주는 것만으로도 살았다는 해방감과 함께 금방 몸이 편안해지는 것을 알 수 있다. 이러한 경험은 우리의 몸과 마음의 기저에 있는 자생력을 확인하는 경험이기도 하다. 언뜻 보면 당연하다고 여길 수 있는 몸과 마음의 경험일 수 있지만, 이러한 경험이 우리에게 시사하는 바는 분명하다. 막히면 괴롭고, 통하면 편안해진다는 것이 자연의 이치이며, 양생의 기본 원리라는 것이다.

■ 변화의 시작은 나를 아는 것에서부터…

그렇다면 어떻게 순환과 교류, 조화와 균형이라는 이상적인 상태를 만들어낼 수 있을까? 이를 위해서는 우선 막혀있는 부분과 불균형한 상태를 알아차리는 것이 필요하다. 목표로 삼는 이상적인 상태에 도달하기 위해서는 현재 내 위치를 아는 것이 선행되어야 한다. 발끝부터 정수리까지 내 몸과 마음을 스캐너로 훑듯이 하여 나의 현재 상태를 알아차리는 바디스캔은 뭉쳐 있거나 막혀있어 통증이 느껴지는 부위를 명료하게 밝혀줄 수 있다.

그러고 나서 호흡법을 통해 막힌 상태를 풀어주고 균형과 조화를 만들어낼 수 있다. 이때 호흡법이라고 하는 것은 특별하거나 고차원적인 수련법을 의미하는 것이 아니다. 그저 내 리듬에 맞는 편안한 호흡을 찾아가는 것을 의미한다. 개인마다 기질이 다르고 살아온 환경에 따라 구성된 성격도 달라진 만큼 자신의 리듬은 타인의 리듬과 다르기 마련이며, 지금 내가 처한 상황에 따라서도 달라질 수 있다. 그러므로 한의학 상담에서의 호흡법은 한 가지 방법으로 규정될 수 없다. 중요한 것은 내 리듬에 맞는 편안한 호흡을 하는 것이며, 이를 위해서는 내 호흡을 순간순간 명료하게 알아차릴 필요가 있다.

앞서 소개한 호흡법은 의도적인 조절을 통해 순환과 교류를 일으키고, 궁극적으로 조화와 균형을 만들어 내는 자가 양생법의 일환이다. 하지만 의식적으로 자각하지 못한 채 뭉쳐 있거나 막혀있는 경우도 많을 뿐만 아니라, 불균형한 상태를 알고 있더라도 이를 혼자서 해결하는 것은 현실적으로 어려울 수 있다. 만약 그렇다면 가까운 한의원을 찾아 전문적인 상담과 치료를 받는 것이 도움이 될 것이다.

고통과 최적에 대한 이해

균형과 조화를 통해 자생력을 기르기 위해서는 우선 내 몸과 마음의 불균형한 상태를 알아차릴 수 있어야 한다. 간단한 실습을 통해 지금 이 순간 내 몸과 마음을 관찰하고 조절해볼 것이다.

1. 앉거나 눕는 등 본인에게 가장 편안한 자세를 취한다. 부드럽게 눈을 감고 자연스럽게 호흡한다.

2. 우선 내 호흡이 편안한지 살펴본다. 호흡이 막힘없이 들어왔다 나가고 있는지, 호흡이 짧거나 멈춰 있지는 않은지, 입으로 호흡하고 있는지 코로 호흡하고 있는지 스스로 점검해본다. 만약 입으로 호흡하고 있다면 이번 실습에서만큼은 코로 호흡을 해본다.

3. 다음으로 내 몸에 남아 있는 긴장을 살펴본다. 발바닥부터 정수리까지 부드럽게 주의를 옮겨 본다. 그때 결리거나 뻐근한 느낌, 딱딱하거나 뻣뻣한 느낌, 답답하거나 먹먹한 느낌 등 통증이나 불편감이 있다면, 그 느낌들이 내 몸의 어느 부위에서 어떻게 느껴지는지 있는 그대로 알아차려 본다.

4. 통증이나 불편감이 사라진 상태를 상상해본다. 또는 아랫배와 하반신이 따뜻해지고 반대로 가슴과 머리는 시원해지는 상태도 상상해볼 수 있다.

5. 심호흡을 해본다. 들숨에 바깥의 시원한 공기가 안으로 들어오고, 날숨에 몸 안의 따뜻한 공기가 바깥으로 빠져나간다. 몇 차례 깊게 심호흡을 하면서 내 몸과 마음이 편안해지는 것을 느껴본다.

6. 충분히 편안해졌다면 평상시 자연스러운 호흡으로 돌아온다. 그리고 나서 '이제 실습을 마치겠다….' 하는 의도와 함께 부드럽게 눈을 뜬다.

자가수련을 위한 Tip.

- 명상할 때는 결가부좌, 반가부좌, 평좌 등 다양한 자세를 취할 수 있다. 가부좌는 한쪽 또는 양쪽 다리를 반대편 넓적다리 위에 얹어 놓고 허리를 편 상태에서 앉는 것을 의미한다. 평좌는 흔히 책상다리라고 부르는 방식으로 앉는 것이다. 평좌를 할 때는 양쪽 다리가 서로 눌리지 않도록 하기 위해 양쪽 다리가 위아래로 겹치지 않도록 앉아볼 수도 있다. 개인에 따라서는 가부좌 자세를 취하는 것이 어려울 수 있으며, 편안하다고 느끼는 자세가 서로 다를 수 있다. 따라서 척추를 곧게 하되 편안함을 느낄 수 있는, 자신에게 맞는 정좌 자세를 스스로 찾아보는 것도 좋은 공부가 될 수 있다.
- 처음에는 내 몸과 마음을 알아차린다는 것이 어색하게 느껴질 수 있다. 하지만 앞으로 이어질 한의학 상담의 실습을 꾸준히 지속하다 보면 알아차림이라는 의미에 대해 금방 익숙해질 것이다.
- 통증이나 불편감이 심하다면 들이쉬는 숨에 비해 내쉬는 숨을 길게 하도록 조절해본다. 이때 들숨은 코로, 날숨은 입으로 한다면, 입 모양을 통해 날숨의 길이를 쉽게 조절할 수 있을 것이다.

전문가를 위한 Tip.

- 어떤 환자들은 명상하는 동안 고통이 더욱 선명하고 극렬해져서 편안한 상태를 상상하거나 경험하기 어려웠다고 호소할 수도 있다. 이때 한의사는 항상 환자 곁에 머물면서 환자가 너무 힘겨워하는 경우에는 언제든지 적절한 대처(치료)를 해줄 수 있다는 것을 확인시킨다. 그 후에 환자가 안정된 상태에서 몇 차례 더 실습을 반복하고 경험이 변화하는지 확인하거나, 혹은 심호흡을 먼저 시키고 관찰을 해보는 것으로 안내를 변경해볼 수 있다.
- 어떤 환자들은 명상을 마치고 나서 본인이 전문가의 지시를 잘 따른 것이 맞는지 궁금해한다. 이때 수련 경험에는 맞고 틀린 것이 없으며, 경험 그 자체로 소중하다는 사실을 인식시킨다. 한의학 상담을 시작하는 시점에서 처음부터 잘하려고, 정답을 맞추려고 애쓰고 집착할 필요가 없다는 사실을 알려준다.
- 침 치료나 약물 치료를 통해서도 두한족열의 상태를 만들어 낼 수 있다. 침 치료의 목적은 한의원 베드에서 편안하고 안정된 상태를 만들어 보는 것이다. 기해 관원에 뜸을 뜨고, 사신총과 합곡, 족삼리에 침을 놓게 되면 기의 순환과 함께 한열이 조절되어 최적의 상태를 만들 수 있다.
- 최적의 상태를 경험한 이후에는 이 상태를 일정 시간 유지하고, 이를 자신의 기억 속에 남도록 한다. 침 치료 시간을 20분 이상 충분하게 가지고, 안정과 이완을 확인하고, 증상이나 고통이 있으면 한의원 현장을 떠올려 보도록 하고, 언제든 한의원에 방문하여 다시 안정을 얻을 수 있음을 이해시킨다.

가장 좋은 컨디션 찾기

하루 중 컨디션이 가장 좋았을 때는 언제, 어디서, 누구와 함께, 무엇을 할 때인지 찾아본다. 그때 내 몸의 상태는 어떠한지 자유롭게 적어본다. 편안한지, 활기찬지 등 본인의 몸 상태를 표현하는 단어들을 찾아볼 수 있다. 반대로 하루 중 컨디션이 가장 나빴을 때는 언제, 어디서, 누구와 함께, 무엇을 할 때인지 찾아본다. 그때 내 몸의 상태는 어떠한지 자유롭게 적어본다. 긴장하고 있는지, 답답한지 등 본인의 몸 상태를 표현하는 단어들을 찾아볼 수 있다.

날짜	시각	하루 중 컨디션이 가장 좋았을 때를 적어보고, 그때 내 몸의 상태를 자유롭게 기술해주세요.	하루 중 컨디션이 가장 나빴을 때를 적어보고, 그때 내 몸의 상태를 자유롭게 기술해주세요.
Ex.	Ex.	아침에 일어나서 식사와 샤워를 마치고 집 밖으로 나서는 순간, 걷고 있는 두 다리에 단단하게 힘이 들어가 있으며, 바깥의 상쾌한 공기를 들이마실 때마다 내 몸이 정화되는 것을 느꼈다.	고된 하루를 마치고 집에 돌아올 때, 가슴과 머리는 뜨겁고 답답하며, 호흡은 자연스럽게 이루어지지 않아 계속 멎는 느낌을 경험했다. 속이 불편하고 몸 어딘가에서 계속 북을 치는 듯한 통증을 느꼈다.

Chapter 2. 호흡

"호흡을 통해 몸과 마음의 균형과 조화를 만들고
고유의 리듬을 회복해 봅니다."

이 장에서는 호흡의 의미를 이해하고, 몸과 마음의 불균형을 바로 잡는 방법에 대해 논의할 것이다. 교육과 실습에서는 호흡을 활용한 여러 가지 훈련을 소개한 후, 호흡 관찰명상을 익혀볼 것이다.

■ 호흡, 생명의 순환

호흡은 살아 있는 동안 끊임없이 이어지는 중요한 생명 활동이다. 인간은 호흡을 통해 산소를 얻고 이산화탄소를 배출하는 반면, 녹색 식물은 역으로 이산화탄소를 얻고 산소를 배출한다. 이처럼 호흡은 좁게는 외부로부터 에너지를 받는 과정이지만, 좀 더 넓게는 바깥으로 에너지를 보내는 과정이다. 다시 말해 호흡은 나의 생명을 유지하기 위한 활동이지만 동시에 생태계의 생명력을 유지하는 순환적 흐름이기도 한 것이다.

■ 호흡, 몸과 마음의 지표

호흡은 몸과 마음의 상태를 반영하는 지표이다. 스트레스를 받아서 몸과 마음이 긴장하고 각성할 때는 호흡이 빠르고 불규칙하게 흔들리며 거칠어진다. 반대로, 마음이 편안하고 여유로울 때는 몸도 부드럽게 이완되고, 호흡은 깊고 천천히, 규칙적으로 이루어진다. 이러한 원리를 이용한다면 호흡을 통해 현재 내 상태를 쉽게 알아차릴 수 있다. 거친 호흡은 내 몸과 마음이 긴장하고 각성해 있음을 의미하며, 반대로 편안한 호흡은 내 몸과 마음의 깊은 이완 상태를 반영하기 때문이다. 이처럼 호흡은 우리의 몸과 마음의 상태를 반영하며, 몸과 마음을 연결하는 매개체로서 여겨지기도 한다.

■ 호흡, 몸과 마음의 중재자

호흡을 통해 내 몸과 마음의 상태를 알 수 있다면, 이어서 몸과 마음을 호흡을 통해 어느 정도 내가 원하는 상태로 조율할 수 있게 된다. 호흡은 우리가 의식하지 않아도 자동으로 일어나는 가장 기본적인 생명 활동이지만, 동시에 숨을 길게 하거나 짧게 하거나, 또는 참는 것과 같이 의도적으로 조절할 수 있는 생명 활동이기도 하다.

격렬한 운동을 마치고 난 다음에 몇 차례 깊게 심호흡을 하다 보면, 상쾌한 공기가 들어오고 나가면서 정신이 맑아지고 이어서 신체가 이완되는 것을 경험할 수 있다. 마찬가지로 화가 났을 때 거칠어진 호흡을 알아차리고 평상시의 편안한 호흡을 유지할 수 있다면, 가슴의 두근거림이나 몸의 떨림은 금방 진정되고 어느새 분노의 마음 또한 점차 약해지는 것을 경험하게 될 것이다. 이처럼 호흡을 의도적으로 조절함으로써 긴장한 몸과 마음을 편안하고 이완된 상태로 변화시킬 수 있다.

호흡은 여러 수련 전통에서 공통적으로 강조되는 요소이다. 한의학의 대표적인 양생법 중 하나인 기공은 수련을 통한 조신(調身), 조식(調息), 조심(調心)을 강조한다. 구체적으로 자세를 바르게 갖추고, 호흡을 조절하여, 잡념을 버리는 것이다. 이때 호흡은 몸과 마음을 연결하는 매개체로서 강조된다. 이와 유사하게 요가 전통에서도 요가의 기본 3요소로서 자세, 호흡, 명상을 소개한다. 몸을 매개로 하는 자세와 마음을 매개로 하는 명상, 마지막으로 이 둘을 연결하는 호흡이 강조된다. 이처럼 여러 수련 전통에서 몸과 마음의 관계를 조절하는 중재자로서 호흡을 강조하고 있다는 사실은 그만큼 호흡이 우리의 생명력과 밀접한 관련이 있다는 것을 간접적으로 시사한다.

몸과 마음의 불균형을 스스로 바로 잡을 수 있을까?

환자들이 자신의 증상을 더 심각하게 받아들이면 받아들일수록, 몸과 마음의 불균형은 악화된다. 자신의 고통을 더 과장되게 인식하는 것이 부조화를 키운다는 뜻이다. 증상이 매우 심각하고 고통이 너무나 크다고 느낄 때, 환자들은 증상을 억지로 없애려고 하거나, 역으로 증상에 대해 반복적으로 생각하거나 재확인하려는 경향이 있다. 증상을 부정하거나 집착하지 않고 있는 그대로의 상태로 바라볼 수 있어야 몸과 마음의 균형을 잡아나갈 수 있다.

한의학 상담은 환자들이 자생력을 확인하고 적극적으로 이를 활용하여 치료에 참여하는 과정이다. 환자들이 스스로의 몸과 마음을 관리하고 다시 균형을 회복할 수 있도록 호흡을 활용하는 구체적인 실천방안을 논의한다.

본 세션의 일차 목표

1. 고통에 대한 이해도를 확인한다.
2. 자조(self help) 능력을 키운다.
3. 호흡 관련 자조기술을 소개한다.

1. 고통 이해하기

환자가 자신의 몸과 마음의 상태를 관찰하며 통증이나 불편감에 매몰되는 것이 아니라 거리를 두고 바라볼 수 있는지 확인한다. 환자들이 자신의 고통이 언제 일어났다가, 언제 사라지는지, 고통이 항상 일정하지 않고 변화한다는 것을 인식하고 있는 것이 중요하다. 더불어 고통을 부정하거나 없애려고 애쓰는 것이 이차적인 고통을 유발한다는 것을 인식시킨다.

임상질문

"몸과 마음의 변화를 알아차릴 수 있었나요?"

"증상을 억지로 없애려고 하면 어떤 반응이 일어났나요?"

"고통이 없을 때조차도 계속 고통을 확인하다 보면 없던 괴로움도 생기지 않던가요?"

◯ 사례 A: 화병 환자 (60대 여성)

사례 A는 1회기 상담 후에 일주일 만에 재내원하였다. 1회기 과제를 매일 수행하고 기록해서 가지고 왔다.

한의사: 일주일 동안 어떠셨나요? 매일 몸 상태가 계속해서 변화한다는 것을 느낄 수 있었나요?

환　자: 제가 기록하는 내용을 보니 날마다 차이가 있었습니다. 하루 중에도 상태가 좋은 때, 나쁜 때가 섞여 있기도 했고요. 어느 날은 가슴이 너무 답답하고 불편해서 눈물이 났다면, 어느 날은 증상이 전혀 없어서 희망을 품기도 했어요.

한의사: 증상에 따라서 일희일비하는 것은 좋지 않습니다. 중요한 것은 우리의 몸과 마음이 일정하지 않고 변한다는 것이지요. 때로는 나빠질 수도 있지만, 때로는 좋아지기도 합니다.

한의사: 혹시 증상이 특히 심했던 때가 있었나요? 그럴 때 어떻게 하셨습니까?

환　자: 이틀 전에 열이 치솟고, 감정을 주체할 수 없어서 분통을 터뜨린 일이 있었습니다. '화를 내면 안 된다', '다른 사람들한테 이런 모습을 보이면 안 된다'하고 되뇌었는데 증상이 전혀 가라앉지 않았습니다. 오히려 더 답답해지더라구요.

한의사: 증상을 억누르려고 하면 더 크게 반작용이 일어나기도 합니다. 증상을 억지로 애써서 없애려고 하는 것보다는 증상이 저절로 변화하는 것을 지켜볼 수 있는 여유가 필요합니다.

○ **사례 C: 공황장애 환자 (20대 여성)**

20대의 여성 환자는 잦은 공황발작과 예기불안을 겪고 있다. 6개월 전, 사람들이 가득 타고 있는 지하철을 타고 가다가 갑자기 난생처음 공황발작을 경험했다. 죽을 것 같은 공포감이 느껴져 중간에 지하철에서 내릴 수밖에 없었다. 그 이후로 1~2주에 한 번씩 예측할 수도 없이 공황발작이 찾아와서 이제는 외출 자체가 두렵다. 공황발작이 일어났던 지하철과 버스를 모두 피하다 보니 가까운 곳은 걸어 다니고 먼 곳은 택시를 타는데, 택시를 탈 때도 불안한 마음이 든다. 직장에서 외근이 많은 편인데, 도저히 일을 지속할 수 없을 것 같아 병가를 신청한 상태이다.

한의사: 공황발작이 없을 때는 상태가 어떤가요?

환　자: 언제든지 그럴 수 있으니 안심이 안 됩니다. 항상 극도로 긴장한 상태에서 지내고 있어요.

한의사: 언제든지 공황발작이 일어날까 봐 비상대기를 하고 있는 셈이네요. 공황발작이 없을 때에도 계속 그 순간을 떠올리다 보면 불안과 공포가 밀려오게 되지요.

2. 자조(self-help) 능력에 관해 대화하기

환자가 한방의료기관에 내원하여 한의사를 만나는 시간은 대략 15분~30분 정도이다. 아무리 한의사가 과제를 제공하고 지침을 안내하더라도, 다음 진료 전까지 환자를 돌볼 수 있는 사람은 한의사가 아니라 바로 자기 자신이다. 따라서 환자들에게 자신이 스스로를 관리할 수 있는 존재라는 자신감을 심어줄 필요가 있다.

임상질문

"스스로 자신의 증상을 조절할 수 있을까요?"

"내가 나를 도울 수는 없을까요?"

○ **사례 A: 화병 환자 (60대 여성)**

한의사: 힘이 들 때, 스스로 자신의 증상을 조절할 수 있을까요?

환　자: 갑자기 증상이 심해지면 아무것도 못해요. 안 될 것 같아요.

한의사: 우리 몸은 항상성을 유지하기 위해서, 혈당이 떨어지면 배고픔을 느끼게 해서 밥을 먹게 하지요. 신체가 스스로 조절하는 것들이 또 어떤 게 있을까요?

환　자: 음.. 추운 곳에 가면 덜덜 떨어서 열을 내고, 또 더운 곳에 가면 땀을 내서 열을 식힙니다.

한의사: 맞습니다. 우리가 조금만 자생력을 북돋아 주면, 증상의 완화를 유도할 수 있습니다.

○ **사례 C: 공황장애 환자 (20대 여성)**

한의사: 공황발작이 나타났을 때 아무도 도와줄 사람이 없다고 생각해서 더 두렵곤 하지요? 혹시 자신이 스스로를 도울 방법이 없을까요?

환　자: 정신을 잃고 쓰러질 것 같은데 어떻게 그럴 수가 있죠?

한의사: 그럴 때 자신의 호흡이 어땠는지 떠올릴 수 있나요?

환　자: 숨이 안 쉬어지는 것 같아서 숨을 계속 들이마셨어요.

한의사: 그럴 때 혼자서도 해볼 수 있는 방법을 하나 알려드릴 테니 같이 연습해볼까요?

3. 호흡 관련 자조기술

여러 자조기술 중에 호흡을 활용한 기법들을 소개한다. 호흡은 한의학 상담의 실습에서 가장 핵심이 되며, 호흡을 주제로 한 수식관이나 심호흡, 호흡관찰명상은 환자들이 가장 쉽게 따라 할 수 있고 바로 변화를 확인할 수도 있는 방법들이다.

임상질문

"증상이 치밀어 오를 때, 10초만 기다려볼 수 있을까요?"

"눈을 감고 몇 차례 깊게 심호흡을 해보세요. 어떠신가요?"

○ 사례 A: 화병 환자 (60대 여성)

한의사: 심리학자가 쓴 『3초간』이라는 책이 있습니다. '참을 인(忍) 자 셋이면 살인도 피한다'는 말처럼, 화는 3초 안에 결정이 난다는 것이지요. 그렇다면, 분노가 일어날 때 10초만 기다려보면 어떨까요? 증상을 완화하기 위한 자기조절 방법으로, 수식관이라는 것이 있습니다. 호흡을 하면서 열부터 하나까지 숫자를 헤아리는 것이지요.

○ 사례 C: 공황장애 환자 (20대 여성)

한의사: 공황발작이 일어나면, 오히려 호흡을 길게 내쉬면서 규칙적으로 느리게 호흡해야 합니다. 심호흡이 공황발작의 증상을 완화시킬 수 있기 때문에 위급 상황에서도 바로 활용할 수 있도록 평소에 충분한 연습이 필요합니다. 눈을 감고 몇 차례 깊게 심호흡을 해보세요. 어떠신가요?

호흡을 통해 균형과 조화를 만들어 내기

■ 호흡을 활용한 훈련

호흡을 활용하는 훈련은 목적에 따라 호흡을 조절하는 훈련과 호흡을 자각하는 훈련, 두 가지로 구분할 수 있다.

단전호흡이나 기공은 호흡을 조절하는 대표적인 훈련이다. 이러한 훈련법들은 호흡을 의도적으로 조절하고 통제함으로써 '기'라고 불리는 에너지를 키우고 심신을 안정시키는 것을 주요한 목표로 삼는다. 이 외에도 우리는 긴장된 몸과 마음을 잠시 이완시키기 위해 심호흡을 하기도 하며, 반대로 나른한 몸을 깨우기 위해 짧고 빠르게 호흡할 수도 있다. 이처럼 호흡 조절은 이완 또는 각성이라는 목표를 달성하기 위해 평상시에도 쉽게 적용할 수 있는 방법이며, 이러한 원리를 적절하게 활용할 수 있다면 스스로 균형과 조화를 유도하는 방법이 될 수도 있다.

하지만 호흡을 조절하기 위해서는 우선 현재 자신의 호흡, 나아가 내 몸과 마음의 상태를 알아차리는 것이 필요하다. 현재 내가 있는 위치를 명확하게 알아야 내가 원하는 목적지로 가는 방향을 탐색할 수 있는 것처럼, 현재 내 몸과 마음의 상태를 명확하게 알아야 이완 또는 각성과 같이 내가 원하는 심신 상태로, 궁극적으로는 조화롭고 균형 잡힌 심신 상태로 도달하기 위한 호흡 조절이 가능할 것이다.

앞서 소개하였듯이 호흡은 내 몸과 마음을 반영하는 중요한 지표이다. 게다가 호흡은 심장박동이나 혈액순환 등과 달리 감각적으로 쉽고 명료하게 경험할 수 있는 현상이기도 하다. 즉, 내 몸과 마음의 상태를 알아차리는 가장 쉽고, 가장 빠른 방법은 바로 호흡을 알아차리는 것이라 할 수 있다. 호흡의 자각, 이것이 호흡을 활용하는 두 번째 훈련법이다.

평상시에 자신의 호흡을 의도적으로 알아차린 경험은 아마도 많지 않을 것이다. 격렬한 운동 후에 숨이 가빠 심호흡을 하더라도 보통은 의식하지 못한 채 자동으로 하는 경우가 대부분일 것이다. 이 글을 읽고 있는 지금 이 순간조차 자신의 호흡이 깊은지 얕은지, 호흡을 코로 하고 있는지 입으로 하고 있는지 자각하지 못할 수도 있다. 그만큼 호흡은 자동으로 이루어지는 생명 활동이며, 이러한 호흡을 알아차리기 위해서는 그만큼 의도적인 노력이 필요하다.

■ **호흡관찰명상**

이번에 배워볼 호흡관찰명상은 자연스럽게 호흡하면서 코나 아랫배에서 느껴지는 호흡 감각을 있는 그대로 알아차리는 훈련이다. 이 훈련을 할 때는 의도적으로 호흡의 길이를 조절하지 않도록 하며, 그저 지금 이 순간 내 호흡이 어떻게 들어왔다 나가는지 호기심을 가지고 바라보도록 한다. 내 호흡을 있는 그대로 알아차림으로써 현재 내 몸과 마음의 상태를 자연스럽게 이해하게 될 것이다. 나아가 호흡관찰명상은 내 몸과 마음을 연결하고 조율하는 기반이 되어, 앞으로 배우게 될 단전호흡 또는 기공과 같이 호흡을 조절하는 훈련을 도울 것이다.

호흡관찰명상은 조화와 균형을 이루기 위해 자신에게 필요한 것이 무엇인지 인식하도록 돕는다는 점에서 호흡 조절을 위한 선행 훈련이 될 수 있다. 호흡관찰명상에 익숙해진다면, 이후에는 각성이나 이완이라는 구체적인 목표를 달성하기 위해 호흡을 조절해볼 수 있다. 들숨은 양적이고 각성을 유발하는 반면, 날숨은 음적이고 이완을 유도한다. 이러한 원리를 이해한다면 극단적인 긴장 또는 이완에서 벗어나서 조화와 균형을 이루기 위해 호흡을 의도적으로 조절해볼 수 있을 것이다. 호흡을 관찰하고 조절함으로써 자신의 고유한 리듬을 찾아가는 것은 한의학 상담의 중요한 목표이다.

호흡관찰명상

호흡관찰명상은 자연스럽고 편안하게 호흡하면서 지금 내 호흡을 가만히 알아차리기만 하는 명상이다. 이 명상을 할 때는 자세가 크게 중요하지 않다. 기본적으로는 바닥에 앉아서 하는 명상이지만, 의자에 앉아서 해도 괜찮으며, 벽이나 의자 등받이에 기대도 상관없다. 만약 앉아서 하는 것이 불편하다면 누워서 해도 좋다. 중요한 것은 본인에게 가장 편안한 자세를 찾는 것이다.

어떤 명상이든 가장 중요한 것은 현재 순간에 온전히 머무는 것이다. 이는 명상하는 동안 어떤 경험이 떠오르던 그 경험을 있는 그대로 알아차리고 수용하라는 것을 의미한다. 호흡관찰명상은 판단하지 않으려는 마음가짐으로 내 호흡을 있는 그대로 알아차리는 수련이며 허심합도(虛心合道)의 첫걸음이 될 수 있다.

1. 자세와 마음가짐을 다시 한번 점검한 후, 준비가 되었다면 부드럽게 눈을 감는다.

2. 몇 차례 깊게 심호흡하며 내 몸과 마음을 충분히 이완시킨다. 내쉬는 숨과 함께 내 몸에 남아 있는 긴장을 바깥으로 내보낸다. 숨이 나갈 때마다 내 몸이 편안해지는 것을 느껴본다. 충분히 편안해졌다면 평상시의 자연스러운 호흡으로 돌아온다.

3. 자연스럽게 호흡하면서 마음속으로 숫자를 붙여본다. 들이쉬고 내쉬는 호흡에 '하나', 다시 들이쉬고 내쉬는 호흡에 '둘', … (중략). '하나'부터 '열'까지 호흡에 숫자를 붙여본다.

4. 이번에는 자신의 몸에서 호흡이 가장 잘 느껴지는 곳으로 주의를 기울여본다. 코끝이나 콧구멍 안쪽이 될 수 있고, 가슴, 배, 또는 다른 신체 부위가 될 수도 있다. 호흡이 가장 잘 느껴지는 한 부위를 정해놓고, 들숨에는 숨이 들어오는 느낌, 날숨에는 숨이 빠져나가는 느낌을 알아차린다.

5. 만약 호흡이 잘 느껴지는 한 부위를 정하기 어렵다면, 코에 주의를 기울여본다.

자연스럽게 호흡하면서 코에서 느껴지는 들숨, 날숨의 느낌을 알아차린다. 들이쉴 때 숨이 들어오는 느낌, 내쉴 때 숨이 빠져나가는 느낌을 알아차린다.

6. 호흡의 길이를 조절하려고 애쓰지 않는다. 호흡을 느끼기 위해 나도 모르게 숨을 깊게 들이쉬고 길게 내쉬고 있지는 않은지, 평상시보다 빠르거나 느리게 호흡하고 있지는 않은지 스스로 점검해본다. 만약 그렇다면 지금의 호흡을 알아차리고 평상시의 자연스럽고 편안한 호흡으로 부드럽게 돌아온다.

7. 편안하게 호흡하면서 들어오고 나가는 숨을 가만히 알아차린다. 이 명상을 하는 동안 호흡을 알아차리는 것 이외에 내가 해야 할 다른 것은 아무것도 없다. 들숨에는 들숨만을 알아차리고, 날숨에는 날숨만을 알아차린다. 호흡의 파도 속에 가만히 몸을 맡기고 이 파도가 어떻게 흘러가는지를 관찰한다.

8. 명상을 마칠 시간이 되면 '이제 호흡관찰명상을 마치겠다….' 하는 의도와 함께 부드럽게 눈을 뜬다.

자가수련을 위한 Tip.

- 처음 수련을 할 때 호흡을 관찰하기 어렵다면 아랫배나 가슴에 손을 얹어보아도 좋다. 들숨에 부풀어 오르는 느낌, 날숨에 꺼지는 느낌 등 손바닥의 감각을 통해 호흡을 더 생생하게 느껴볼 수 있을 것이다.
- 명상하다 보면 언제든지 잡념에 빠질 수 있다. 잡념에 빠지는 것은 자연스러운 현상이므로 잡념에 빠졌다고 하여 스스로 비난하거나 자책할 필요는 전혀 없다. 오히려 잡념에 빠진 그 순간을 명상의 기회로 삼을 수 있다. 잡념을 알아차리고 다시 호흡으로 돌아오는 것 또한 명상의 과정임을 기억한다.

전문가를 위한 Tip.

- 평상시에 자신의 경험을 바라본 적이 없다면, 호흡을 명료하게 관찰하는 것이 어려울 수 있다. 그러다 보면 자신의 호흡을 관찰하기 위해서 불필요하게 숨을 깊게 들이쉬거나 배를 확장하려 할 수도 있다. 호흡관찰명상을 하면서 이처럼 애쓰다 보면 오히려 자신의 고유한 리듬에서 벗어나게 된다. 호흡은 의도하지 않더라도 자연스럽게 일어나는 생명 활동임을 인지시키고, 지금 이 순간의 자연스러운 호흡에만 머물도록 유도한다.
- 들숨과 날숨을 다소 과장하게 하여 연습을 시킨다. 날숨의 시간을 길게 늘여서 들숨의 2배 정도까지도 늘려 본다. 이렇게 시간을 늘렸을 때 나타나는 현상에 대해 이야기를 나눈다. 간혹 어지러움을 호소할 수 있고, 힘이 완전하게 빠져버리는 느낌을 가질 수도 있지만, 이는 이완의 극단적인 상황임을 이해시킨다.
- 아침에 일어날 때와 자기 전의 시간에 따라 다양한 호흡을 활용한다. 아침에 일어날 때는 들숨을 강하게 하고 날숨을 약하게 하여 각성을 유도하여 일상에서의 활동을 활기차게 할 수 있도록 돕고, 자기 전에는 날숨을 강하게 하고 들숨을 약하게 하여 이완을 유도함으로써 수면을 편하게 하도록 돕는다.

○과제

자신의 리듬으로 돌아오기

호흡관찰명상을 마치고 나서 어떤 것을 경험하였는지 자유롭게 적어본다. 구체적으로 내 몸에서 느껴지는 호흡 감각을 적어볼 수 있다. 숨이 들어올 때 어떤 감각을 느꼈는지, 반대로 숨이 나갈 때는 어떤 감각을 느꼈는지 적어볼 수 있을 것이다. 또는 호흡이 길었는지 짧았는지, 호흡이 규칙적이었는지 그렇지 않았는지, 알아차린 바를 자유롭게 적어볼 수 있을 것이다. 이 외에도 다양한 경험을 자유롭게 기술할 수 있다. 좋은 경험과 나쁜 경험은 구분되어 있지 않으며, 경험을 많이 알아차릴수록 좋다는 기준도 없다. 알아차린 것이 없거나 기억이 나지 않는다면 적지 않아도 괜찮다. 본인이 알아차린 경험을 솔직하고 가감 없이 적어보도록 한다.

날짜	시각	신체 부위 중 어느 곳에서 호흡을 알아차렸습니까? (복수 응답 가능)	알아차린 호흡 경험을 자유롭게 기술해주세요.
Ex.	Ex.	코와 아랫배	들이쉴 때 콧구멍 안쪽이 시원해지는 느낌, 동시에 아랫배가 부풀어 오르는 느낌을 알아차렸다. 내쉴 때는 아랫배가 꺼지면서 따뜻한 공기가 나가는 것을 코끝에서 느꼈다.

Chapter 3. 이완

"충분한 이완을 통해 에너지가 충전되어
탈진에서 벗어나는 것을 확인해 봅니다."

이 장에서는 스트레스와 이완을 이해하고, 긴장과 이완의 균형을 맞추기 위한 방법에 대해 논의할 것이다. 교육과 실습에서는 바디스캔을 익혀볼 것이다.

▪ 스트레스의 의미

스트레스는 개인이 적응하기 어려운 상황에 직면했을 때 경험하게 되는 신체적 또는 정신적 긴장 상태를 의미한다. 스트레스는 아마도 우리가 살아가는 현대 사회에서 병의 원인이나 악화 요인으로 가장 자주 등장하는 단어일 것이다. 실제로 스트레스는 우울, 불안, 외상 후 스트레스 장애 및 적응장애 등 다양한 심리장애를 야기하고 암, 고혈압과 같은 만성질환을 유지 및 악화시키는 요인으로 여겨지고 있다.

물론 스트레스 자체가 문제가 되는 것은 아니다. 적정한 수준의 스트레스는 우리를 몰입하게 도와주며 일의 효율을 높일 수도 있다. 나아가 스트레스를 효과적으로 극복하는 경험은 개인에게 성취감과 자신감을 주기도 한다. 문제가 되는 것은 현대 사회에서는 이러한 스트레스가 지나치게 만성적으로 지속된다는 사실이다. 고도의 성장을 이루어낸 현대 사회에서는 더 큰 목표 달성과 성취를 위해 과도한 경쟁과 비교가 당연시되며, 이러한 과정에서 개인은 성취감이라는 긍정적인 경험조차 충분히 만끽하지 못한 채 무한경쟁이라는 현실에 직면하곤 한다.

유기체로서의 인간은 외부의 위협으로부터 자신을 방어하기 위한 생리적 기제를 타고났다. 일반적응증후군이라 불리는 생리적 반응을 요약하면 다음과 같다. 우선 인간은 해로운 상황에 직면했을 때 교감신경계가 활성화되고 관련된 호르몬이 분비되면서 '투쟁-도피 반응'을 준비한다. 이때 호흡과 심장박동이 빨라지고 혈압이 오르면서 근육에 충분한 혈액이 공급된다. 이러한 신체적 변화는 단기간의 스트레스에 효과적으로 대처하기 위한 자원이 된다는 점에서 적응적인 가치를 갖는다. 하지만 스트레스가 만성화되는 경우, 내부적으로 신경 및 호르몬의 변화가 지속되다가 생리적 자원이 고갈되고 부교감신경계의 기능이 과도하게 낮아지게 되면서, 자율신경계의 균형과 조화가 깨지고, 결국에는 신체, 심리적 질병으로 발전하게 된다.

▪ 긴장과 이완의 균형과 조화

한편 이완반응은 앞서 소개한 투쟁-도피와는 반대되는 생존 매커니즘으로 만성적인 스트레스가 야기하는 자율신경계 불균형에 대한 좋은 대안이 될 수 있다. 이완반응은 스트레스를 받았을 때 올라가는 혈압, 심박수, 대사율, 호흡률을 감소시킴으로써 인체를 건강한 균형상태로 되돌리는 자연치유 능력이기 때문이다. 즉, 각성과 이완이 적절한 균형과 조화를 이룰 때에야 비로소 건강과 생명력을 유지할 수 있게 되는 것이다. 하지만 안타깝게도 앞서 소개했던 것처럼 현대 사회에서는 성취에 대한 압력으로 인해 과도한 경쟁과 비교가 당연시되고 만연해 있다. 이로 인해 개인은 잠시나마 자신의 몸과 마음을 돌볼 여유조차 없이 일과 자기 계발을 병행하거나 타인의 눈치를 살피는 등 끊임없이 스트레스를 겪곤 한다.

이완과 휴식은 현대 사회에서 중요한 이슈이다. 정확하게는 긴장과 이완의 조화와 균형이 필요하다. 과도한 긴장과 각성이 문제라면 이에 대한 대책으로 이완과 휴식을 찾는 것은 어찌 보면 당연한 이치이다. 그렇다면 어떻게 해야 잘 쉰다고 할 수 있을까? 어떤 이들은 여행을 가기도 하고 게임을 하기도 한다. 어떤 이들은 스트레스를 풀기 위해 친한 친구들과 술자리를 갖기도 하지만, 반대로 타인과의 관계를 차단하고 집에만 틀어박혀 있는 경우도 있다. 이처럼 쉬는 방법은 개인의 성향마다 다양할 수 있지만, 한가지 깊이 생각해볼 점이 있다. 내가 선택한 휴식이 정말로 잘 쉬는 방법일까? 역설적으로 나를 각성시키고, 긴장시키고 있지는 않은지 스스로를 되돌아봐야 한다. 이완을 위한 활동들이 오히려 자신을 긴장시키고, 각성시키고 있다면 이보다 큰 모순이 없을 것이다. 이는 어떠한 활동에도 동일하게 적용된다.

▪ 자연으로부터 배우기: 순환과 교류

한의학에서는 소우주라는 말이 있다. 인간이 자연을 그대로 닮아서 자연과 같은 구조로 만들어졌음을 의미한다. 따라서 자연의 법칙을 무시하고 자연과 단절된 삶을 살아가는 것은 인간의 고유한 본질을 외면하는 것과 같다. 자연으로부터 지혜를 얻고, 자연과 조화를 이루며 살아가는 것은 인간의 자생력을 회복하는 것을 넘어서 이를 극대화하기 위해 필수적이다.

조금만 생각해보면 우리의 생활은 이미 자연계의 리듬에 맞추어져 있음을 알 수 있다. 하루를 보면 낮과 밤이라는 일주기 리듬에 따라 낮에는 일하고 밤에는 휴식을 취한다. 좀 더 크게 보면 춘하추동이라는 일 년의 리듬에 따라 봄, 여름, 가을에는 열심히 농작물을 기르고 수확하지만, 겨울에는 따뜻한 보금자리에서 에너지를 비축하며

다가올 봄을 기다린다. 나아가 우리의 인생 또한 유년기부터 노년기까지 이르는 커다란 일대기 리듬에 따라 흐르며, 세대를 거쳐 일과 휴식의 흐름이 끊임없이 반복되고 있다.

물론 사회가 변화하면서 자연계의 리듬과 맞지 않는 직업과 생활패턴이 생겨나기도 한다. 낮과 밤이 바뀐 채로 일을 하게 된다거나 나이가 들어서도 생계나 개인적인 성취를 위해 일을 하는 경우도 많다. 하지만 이러한 직업 및 생활패턴이 겉으로 보기에 자연계의 리듬과 맞지 않다고 하여 시대의 흐름을 부정할 수는 없을 것이다.

자연계의 리듬이 담고 있는 중요한 키워드는 순환이다. 낮이 지나면 다시 밤이 오는 것처럼 어느 것이 극단으로 치달아 가다 보면 결국은 반대의 속성으로 변화하고 있는 것을 볼 수 있다. 마찬가지로 추운 겨울이 지나면 따뜻한 봄이 오듯이 계절 또한 순환한다는 것을 알 수 있다. 이처럼 우리 개개인의 삶도 순환이 필요하다. 즉, 각성이 있다면 적절한 휴식도 반드시 보장되어야 한다. 휴식을 통해 자연으로부터 다시 에너지를 얻게 되면, 그 에너지를 바탕으로 또 다른 스트레스에 효과적으로 대처할 수 있게 될 것이다.

긴장되어 있는 상태를 어떻게 이완시킬 것인가?

한방의료기관에서 다빈도로 보는 질환은, 그것이 신체질환이든 심리적, 정신적 문제이든 긴장으로 악화되는 경우가 많다. 순간적으로 스트레스를 받거나 긴장을 하게 되면, 나도 모르는 사이에 저절로 몸에 힘이 들어간다. 이를 악물거나, 인상을 찌푸리거나, 팔다리가 뻣뻣해지는 식이다. 긴장이 만성적으로 누적되면, 뒷목이나 목에서부터 어깨까지 이어지는 부위, 종아리, 때로는 복부까지 근육이 단단하게 뭉치게 된다.

한의사를 찾는 환자 중에는 스트레스와 긴장이 높고 휴식이 부족하다는 것을 이미 잘 알고 있는 환자들도 있는 반면, 이에 대해 전혀 인식하지 못하고 있는 환자들도 있다. 본인이 현재 긴장하고 있다는 사실조차 자각하지 못하며, 몸에 있는 긴장을 풀어보라고 지시하여도 어떻게 해야 하는지 모르겠다며 난감해하는 경우도 있다. 환자가 자신의 긴장 상태를 인식할 수 있고, 긴장을 이완으로 바꾸어 에너지가 충전되는 것을 느낄 수 있도록 한의학 상담을 진행한다.

본 세션의 일차 목표

1. 평소 긴장 상태를 확인한다.
2. 긴장과 이완 사이의 균형과 조화를 도모한다.
3. 이완법을 소개한다.

1. 긴장도를 확인하기

환자들이 스스로를 자각하는 능력을 키울 수 있도록, 먼저 한의사가 환자의 긴장과 불안 정도를 확인하고 환자에게 설명해준다. 근육의 긴장도는 촉진을 통해 확인하고, 정서적인 불안 정도는 해밀턴 불안척도(Hamilton Anxiety Rating Scale)와 같은 표준화된 측정도구를 참고하여 평가할 수 있다. 환자 입장에서는 2회기에서 다루는 '호흡'을 기준으로 자신의 긴장도를 스스로 평가해볼 수 있다. 자신의 상태에 대한 한의사의 객관적인 평가와 자신의 주관적인 인식을 계속해서 비교하다 보면, 환자들이 자신의 상태를 객관적으로 자각할 수 있게 된다.

임상질문

"긴장했을 때와 이완했을 때 우리의 몸과 마음이 어떻게 다른지 느낄 수 있습니까?"
"혹시 평소에 깜짝깜짝 놀라거나, 긴장을 많이 하는 편입니까?"

○ 사례 A: 화병 환자 (60대 여성)

사례 A는 2회기 상담 후에 일주일 만에 재내원하였다. 2회기 <호흡관찰명상 실습 기록지>를 매일 작성해서 가지고 왔다.

한의사: 일주일 동안 꾸준히 호흡관찰명상을 해보셨나요?

환　자: 네, 처음에는 처음에 호흡을 의식한다는 게 굉장히 어색했습니다. 숨을 억지로 들이쉬고 내쉬어야 할 것 같은 기분도 들었구요. 그런데 시간이 지나니까 점차 안정이 되는 것을 느꼈습니다.

한의사: 호흡을 통해 몸과 마음의 불균형을 바로잡을 수 있다는 것을 경험하고, 훈련을 통해 그 상태를 반복적으로 구현하는 연습을 하는 것이 중요합니다.

한의사: 호흡을 관찰하면서 긴장과 이완 시의 상태를 비교할 수 있었습니까?

환　자: 긴장할 때는 호흡이 부드럽지 않고, 얕고 빠르게 숨을 쉬게 되거나, 아니면 몰아서 큰 숨을 쉬게 되더라고요. 확실히 이완되고 편안할 때는 호흡이 부드럽고 규칙적이었습니다.

한의사: 평상시에도 지금 말씀하신 것처럼 자신이 긴장하고 있는지, 편안하고 이완되어 있는 상태인지 관찰해보기를 바랍니다. 평소 긴장도가 높다면, 이완과 휴식에 관심을 더 많이 기울여야 합니다.

○ **사례 D: 불면장애 환자 (40대 남성)**

40대의 남성 환자는 3개월 전 승진을 하면서 새로운 부서로 이동하게 되었다. 직책이 높아지면서 책임은 더 커졌는데 익숙하지 않은 업무를 맡다 보니 스트레스가 매우 심했다. 오랫동안 이 업무를 담당했던 부하직원이 오히려 자신보다 더 유능한 것 같아 자존심이 상하고 점차 위축되는 느낌이 든다. 회사에서 과도하게 긴장하고 스트레스를 받다가 집으로 돌아오면 편하게 쉬어야 하는데, 엎친 데 덮친 격으로 밤에 잠이 오질 않는다. 밤에 잠을 제대로 자지 못하는 날들이 계속되니 일과시간에 일에 집중도도 떨어진다. 친한 동료에게 고민을 털어놓았더니 수면제를 처방받아 필요할 때만 복용해보라고 하는데, 약을 먹는 것 외에 다른 방법은 없는지 궁금하여 한의원을 찾았다.

한의사: 최근 들어 평소에 깜짝깜짝 놀라거나, 긴장을 많이 하는 편입니까?

환　자: 네, 맞아요. 밤에 잠을 못 자게 되면서 점점 더 심해지네요. 긴장도 심하고 피로도 높아요. 푹 쉬어야 좋아질 것 같은데 잠도 못 자고, 휴가를 내고 직장을 쉴 수도 없는 상황이에요.

한의사: (상부승모근이나 복직근, 비복근 등을 촉진하며) 근육도 많이 뭉쳐 있군요. 다른 사람들과 비교했을 때도 근육 긴장도가 매우 높은 편입니다.

2. 긴장과 이완 사이의 균형과 조화

긴장과 이완, 일과 휴식의 관계는 동전의 앞뒷면과 같다. 긴장감이 고조되었다가 해소되었을 때 비로소 깊은 이완을 경험할 수 있고, 열심히 일하다가 오랜만에 휴가를 떠났을 때 더할 나위 없는 행복을 맛볼 수 있다. 반대로, 충분한 이완이나 휴식이 없으면 활력을 가지고 일에 매진하거나 힘을 낼 수 없게 된다. 근력 운동도 매일 하는 것보다는 이틀에 한 번씩 운동하는 것이 더 권장되듯이, 마음의 힘을 키우기 위해서도 긴장과 이완 사이의 적절한 균형과 조화가 반드시 필요하다.

그러나, 간혹 긴장이 지나치게 만성화되어 탈진에까지 이른 경우에는 긴장을 풀었을 때 이완되고 편안한 느낌을 받는 것이 아니라 무력감이나 탈력감(힘이 빠지는 것 같은 느낌)을 느낄 수도 있다. 따라서, 긴장도가 매우 높은 환자와 상담을 할 때는 긴장이 사라진 자리에 에너지가 채워지는 느낌을 확인할 수 있는지 점검하여야 한다.

임상질문

"시간이 남으면 주로 어떤 걸 하시나요?"
"쉴 때 에너지가 충전되는 것을 느낄 수 있나요?"
"힘든 하루를 보내고 나면 자신에게 어떤 보상을 해주나요?"

○ 사례 A: 화병 환자 (60대 여성)

한의사: 시간적 여유가 생기면 무엇을 하시나요?

환　자: 가슴이 답답하니까 밖에 나갈 수 있으면 외출을 해요. 가까운 공원에 가서 앉아 있기도 하고요.

한의사: 밖에 나가서 누군가를 만나나요? 아니면 혼자만의 시간을 가지면 쉬시는 건가요?

환　자: 주로 공원이나 뒷산에 가서 경치를 보지요. 앉아서 나무나 풀을 보고 있으면 아무래도 집에 있을 때보다 훨씬 나아지죠. 기분도 한결 상쾌하고요.

한의사: 그렇게 휴식을 취할 때 에너지가 충전되는 것을 느낄 수 있나요?

환　자: 그럼요. 남편이 속을 긁으면 화가 나서 몸이 떨리고 진이 다 빠지는데, 아무도 방해하지 않는 곳에서 조용히 있을 때면 다시 기운이 나요.

한의사: 말씀하신 것처럼, 화를 심하게 내면 에너지가 소진됩니다. 에너지가 자꾸 바닥나게 되면 나중에는 힘이 하나도 없는 것처럼 느껴지죠. 중간중간 화를 가라앉히고 몸과 마음을 이완시켜서 에너지를 회복해야 합니다.

○ **사례 D: 불면장애 환자 (40대 남성)**

한의사: 힘들게 일한 뒤 퇴근하고 집에 왔을 때 스스로에게 어떤 보상을 줄 수 있을까요?

환　자: 피곤을 풀려고 맥주를 한 잔 마시는 편이에요.

한의사: 퇴근하고 맥주를 가볍게 마시는 것이 취미이자 휴식이라고 하는 분들도 있는데요. 자기 전에 음주를 하는 것은 불면증을 지속시키는 요인이 됩니다. 술을 마시게 되면 숙면을 할 수가 없거든요. 그렇다면 술을 마셔서 일시적으로 기분이 나아진다고 해도 그게 정말 스스로를 위한 일일까요?

환　자: 아니요. 그런 부작용이 있는지는 몰랐습니다.

한의사: 앞으로는 어떻게 여가를 보내면 좋을지 같이 상의해봅시다.

3. 이완법

이완법은 몸과 마음의 긴장을 풀고 편안해질 수 있도록 훈련하는 방법으로, 여러 가지 기법들이 있다. 심리적인 긴장과 더불어 여러 신체 증상이 동반되어 있는 환자들에게 특히 이완법이 효과적이다. 예를 들어 자주 심장이 뛴다든지, 근육통이나 두통이 있다든지, 소화불량 등 위장장애가 정신적 고통과 동반된 경우가 이에 해당한다. 대표적인 이완법으로는 점진적 근육이완법과 자율훈련법이 있고, 명상 중에서는 바디스캔이 이완에 도움이 된다.

점진적 근육이완법은 근육의 긴장을 완화시키는 것이 목적으로, 전신의 근육을 부위별로 나누어서 강하게 힘을 주었다가 순간적으로 탁 힘을 푸는 방식으로 차례차례 이완시켜 나가는 방법이다.

자율훈련법은 사지가 무겁고 따뜻하다고 상상함으로써 말초의 혈액순환을 증가시키고 혈류량을 늘리는 방법이다. 체계적인 상상을 통해서 환자들이 스스로 팔과 다리는 이완되고, 머리는 시원하고, 배는 따뜻한 상태를 만들 수 있다.

임상질문

"두 손을 최대한 강하게 쥐어본 다음에 천천히 힘을 풀어볼까요?"

"전신이 이완된 상태를 상상해보시겠어요?"

○ **사례 A: 화병 환자 (60대 여성)**

한의사: 양쪽 손에 주의를 기울여봅니다. 손에 힘을 꽉 주어 주먹을 단단하게 만들어봅니다. 양쪽 손에 단단하게 힘이 들어가고 있는 것을 느껴봅니다. 긴장을 5초간 유지합니다. 이제 굽혔던 손을 풀면서 손가락과 손바닥에 있던 긴장을 놓아줍니다. 양쪽 손이 이완되어 있음을 느껴봅니다.

○ **사례 D: 불면장애 환자 (40대 남성)**

한의사: 마음속으로 스스로에게 말해봅니다. 나는 지금 편안하고 안전합니다. 이제 내 양팔이 무겁다고 상상합니다. 내 양팔이 무겁다 (3회 반복). 이제 내 양손이 따뜻하다고 상상합니다. 내 양손이 따뜻하다 (3회 반복). 편안하고 안정된 것을 느껴봅니다.

임상 Tip. 점진적 근육이완법 script

우리는 스트레스를 받거나 긴장을 하게 되면, 몸 어딘가의 근육이 뻣뻣하게 굳어지는 것을 느낍니다. 그리고 뻣뻣하게 굳어진 근육은 피로감이나, 통증, 두통과 같은 증상을 만들어냅니다. 점진적 근육이완법은 몸 전신의 근육을 하나하나 이완시키면서 스트레스와 긴장, 불안을 줄여주는 방법입니다.

자, 이제 점진적 근육이완법을 시작하겠습니다.
의자에 앉습니다.
숨을 크게 들이마십니다.
가슴 속으로 공기가 들어와 가득 차는 것을 느껴봅니다.
천천히 내쉽니다.
두 번 더 심호흡합니다.

이제 발에 주의를 기울여 봅니다.
힘을 주어 양쪽 발가락을 구부립니다.
발가락과 발바닥에 힘이 들어가고 있는 것을 느껴봅니다.
긴장을 5초간 유지합니다.
이제 힘을 풀고, 발가락과 발바닥에 있던 긴장을 놓아줍니다.
발가락과 발바닥이 이완되어 있음을 느껴봅니다.

다음은 종아리에 주의를 기울여 봅니다.
힘을 주어 양쪽 발끝이 무릎을 향하도록 구부립니다.
종아리가 팽팽하게 힘이 들어가고 있는 것을 느껴봅니다.
긴장을 5초간 유지합니다.
이제 힘을 풀고, 종아리에 있던 긴장을 놓아줍니다.
종아리가 이완되어 있음을 느껴봅니다.

다음은 허벅지와 골반에 주의를 기울여 봅니다.
힘을 주어 양쪽 무릎을 가슴 쪽으로 끌어당기듯이 최대한 들어 올립니다.
허벅지 뒷면과 골반에 팽팽하게 힘이 들어가고 있는 것을 느껴봅니다.
긴장을 5초간 유지합니다.
이제 힘을 풀고, 다리를 내려놓으며 허벅지와 골반에 있던 긴장을 놓아줍니다.
허벅지와 골반이 이완되어 있음을 느껴봅니다.

다음은 배에 주의를 기울여 봅니다.
머리가 배꼽 쪽을 향하도록 상체를 앞으로 구부리며 배에 힘을 줘봅니다.
배가 긴장되고 힘이 들어가고 있는 것을 느껴봅니다.
긴장을 5초간 유지합니다.
이제 힘을 풀고, 자세를 바로 하며 배에 있던 긴장을 놓아줍니다.
배가 이완되어 있음을 느껴봅니다.

다음은 허리에 주의를 기울여 봅니다.
허리가 배꼽 쪽으로 향하도록 상체를 뒤로 젖히며 허리에 힘을 줘봅니다.
허리가 긴장되고 힘이 들어가고 있는 것을 느껴봅니다.
긴장을 5초간 유지합니다.
이제 힘을 풀고, 자세를 바로 하며 허리에 있던 긴장을 놓아줍니다.
허리가 이완되어 있음을 느껴봅니다.

다음은 가슴에 주의를 기울여 봅니다.
숨을 깊게 들이마신 상태에서 숨을 참아봅니다.
흉곽이 팽팽하게 넓어지고 힘이 들어가고 있는 것을 느껴봅니다.
긴장을 5초간 유지합니다.
이제 숨을 내쉬면서 가슴에 있던 긴장을 놓아줍니다.
가슴이 이완되어 있음을 느껴봅니다.

다음은 양쪽 어깨에 주의를 기울여 봅니다.
양쪽 어깨 끝이 양쪽 귀에 닿을 듯하게 어깨를 힘주어 올려봅니다.
양쪽 어깨와 등에 힘이 들어가고 있는 것을 느껴봅니다.
긴장을 5초간 유지합니다.

이제 양쪽 어깨를 내려놓으며 어깨와 등에 있던 긴장을 놓아줍니다.
어깨가 이완되어 있음을 느껴봅니다.

다음은 얼굴과 목에 주의를 기울여 봅니다.
고개를 앞으로 숙이며 얼굴에 있는 근육들에 힘을 주어 얼굴을 찌푸려봅니다.
얼굴과 목 전체에 힘이 들어가고 있는 것을 느껴봅니다.
긴장을 5초간 유지합니다.
이제 표정을 풀고 자세를 바로잡으면서 얼굴에 있던 긴장을 놓아줍니다.
얼굴과 목이 이완되어 있음을 느껴봅니다.

다음은 양쪽 팔뚝에 주의를 기울여봅니다.
주먹이 어깨에 닿을 듯하게, 양쪽 팔꿈치를 힘을 주어 굽혀봅니다.
양쪽 팔뚝에 단단하게 힘이 들어가고 있는 것을 느껴봅니다.
긴장을 5초간 유지합니다.
이제 굽혔던 팔을 풀면서 팔뚝에 있던 긴장을 놓아줍니다.
양쪽 팔뚝이 이완되어 있음을 느껴봅니다.

다음은 양쪽 손에 주의를 기울여봅니다.
손에 힘을 꽉 주어 주먹을 단단하게 만들어봅니다.
양쪽 손에 단단하게 힘이 들어가고 있는 것을 느껴봅니다.
긴장을 5초간 유지합니다.
이제 굽혔던 손을 풀면서 손가락과 손바닥에 있던 긴장을 놓아줍니다.
양쪽 손이 이완되어 있음을 느껴봅니다.

마지막으로 호흡과 함께 온 몸에 힘을 주었다 풀어봅니다. 발, 종아리, 허벅지와 골반, 배, 허리, 가슴, 어깨, 얼굴과 목, 팔뚝, 손.

숨을 편안하게 쉽니다. 내 몸이 이완되어 있음을 충분히 느껴봅니다.
수고하셨습니다.

임상 Tip. 자율훈련법 script

자율훈련법은 스스로 편안하고 이완된 상태를 만들어, 스트레스로 인한 많은 증상에서 벗어나 편안함을 얻을 수 있게 도와주는 방법입니다.

자, 이제 자율훈련법을 시작하겠습니다.
가만히 눈을 감습니다.
혹시 눈을 감은 상태에서 긴장과 공포가 느껴진다면, 중간에 눈을 뜨셔도 됩니다.

이제 숨을 깊게 들이마십니다. 하나-둘.
이제 숨을 깊게 내쉽니다. 하나-둘-셋-넷.
이제 숨을 깊게 들이마십니다. 하나-둘.
이제 숨을 깊게 내쉽니다. 하나-둘-셋-넷.
이제 숨을 깊게 들이마십니다. 하나-둘.
이제 숨을 깊게 내쉽니다. 하나-둘-셋-넷.
숨을 천천히 부드럽게 쉽니다.

마음속으로 스스로에게 말해봅니다.
나는 지금 편안하고 안전합니다.

내 오른팔이 무겁다. (3회 반복)
내 왼팔이 무겁다. (3회 반복)
내 양팔이 무겁다. (3회 반복)
나는 지금 편안하고 안전합니다.

내 오른 다리가 무겁다. (3회 반복)
내 왼 다리가 무겁다. (3회 반복)
내 양다리가 무겁다. (3회 반복)
나는 지금 편안하고 안전합니다.

내 오른손이 따뜻하다. (3회 반복)
내 왼손이 따뜻하다. (3회 반복)
내 양손이 따뜻하다. (3회 반복)
나는 지금 편안하고 안전합니다.

내 오른발이 따뜻하다. (3회 반복)
내 왼발이 따뜻하다. (3회 반복)
내 양발이 따뜻하다. (3회 반복)
나는 지금 편안하고 안전합니다.

내 심장은 차분하고 규칙적으로 뛰고 있다. (3회 반복)
나는 지금 편안하고 안전합니다.

내 호흡은 규칙적이고 편안하게 쉬고 있다. (3회 반복)
나는 지금 편안하고 안전합니다.

내 아랫배는 따뜻하다. (3회 반복)
나는 지금 편안하고 안전합니다.

내 이마는 시원하다. (3회 반복)
나는 지금 편안하고 안전합니다.

천천히 몇 번 더 호흡을 하고, 자율훈련법을 마치도록 하겠습니다.
스트레스를 받거나 긴장되거나 불안할 때마다 이 방법을 해주면 좋습니다.
수고하셨습니다.

이완법을 통해 자율신경계의 균형을 회복하기

■ 이완법: 바디스캔

현대 사회는 만성적인 스트레스가 만연하며, 따라서 의도적으로 이완과 휴식을 제공할 필요가 있다. 이번에 소개할 명상인 바디스캔은 앞서 소개한 이완법들과 마찬가지로 몸과 마음을 이완시키는 효과적인 훈련 중 하나가 될 수 있다.

바디스캔은 편안하게 누운 상태에서 내 몸에서 느껴지는 여러 감각들을 스캐너로 부드럽게 훑듯이 알아차리는 훈련이다. 바디스캔은 누워서 하는 것이 일반적이긴 하지만 자세는 크게 중요하지 않다. 여건이 되지 않는다면 앉아서 할 수 있고, 필요하다면 눈을 뜬 상태에서 서서 할 수도 있다. 중요한 것은 자세가 아니라 '내 마음을 어디에, 그리고 어떻게 둘 것인가?'이다.

바디스캔을 할 때는 의도한 신체 부위에 주의를 기울이고, 그때 느껴지는 감각을 알아차리기만 한다. 주의를 한 곳에 집중하다 보면 평상시의 산란한 마음이 진정되기 마련이며, 마음이 고요하게 진정됨에 따라 우리의 신체도 자연스럽게 이완될 수 있다. 몸과 마음이 편안하게 이완되고 나면, 바디스캔의 경험을 좀 더 명료하게 알아차릴 수 있게 되어 주의 집중이 쉬워지고, 나아가 집중-이완-집중의 선순환이 시작된다. 이처럼 바디스캔은 긴장된 몸과 마음을 충분히 이완시키며 불균형한 우리의 삶을 잠시나마 원래대로 회복시키려는 시도가 될 것이다.

■ 수련할 때의 마음가짐

모든 명상에 공통적으로 해당되지만, 특히 바디스캔을 할 때는 너무 애쓰지 않는 것이 중요하다. 이완과 휴식을 얻기 위해 명상을 하면서도 평소처럼 목표를 달성하기 위해 애쓰고 집착하다 보면 자기도 모르게 긴장하고 각성되기 마련이며, 본래의 지향점을 놓치게 된다. 따라서 이완을 목표로 명상한다면 자신의 수행에 대해 판단하거나 평가하지 말고 수행 자체만을 목표로 삼아야 할 것이다. 의도를 세우고 명상을 시작한 당신은 이미 충분히 목표를 달성하였음을 기억하라. 그리고 나서 명상하는 지금 이 순간의 편안함과 충만감에만 머물러 보자.

바디스캔

바디스캔은 발바닥부터 정수리까지 스캐너로 훑듯이 주의를 부드럽게 옮겨 가면서 내 몸 구석구석에서 느껴지는 다양한 신체감각을 알아차리는 명상이다. 바디스캔을 할 때는 바닥에 누워서 하는 것이 보편적이긴 하지만 상황에 따라서 앉아서 할 수도 있다. 어떤 명상을 하든 중요한 것은 본인에게 가장 편안한 자세를 취하는 것이다. 이때 올바른 자세를 취하는 것에 너무 집착하거나 명상을 잘 해내려고 애쓰다 보면 아이러니하게도 우리의 몸과 마음은 이완과는 반대되는 상태로 향하게 된다. 그러므로 명상할 때는 잘하려는 집착을 내려놓고, 내가 할 수 있는 만큼만 해보겠다는 여유로운 마음이 필요하다.

1. 자세와 마음가짐을 다시 한번 점검한 후, 준비가 되었다면 부드럽게 눈을 감는다. 몇 차례 깊게 심호흡하며 내 몸과 마음을 충분히 이완시킨다. 바닥이나 벽이 내 몸을 부드럽게 지탱하고 있음을 느껴본다. 충분히 편안해졌다면 평상시의 자연스러운 호흡으로 돌아온다.

2. 우선 양 발바닥에서 느껴지는 감각에 주의를 기울여본다. 발바닥에서 어떤 감각이 느껴지는지 알아차린다. 따뜻하거나 시원한 느낌, 또는 저릿저릿한 느낌 등을 알아차릴 수 있다. 어쩌면 아무런 감각도 느껴지지 않을 수 있다.

3. 주의를 천천히 위로 옮겨서 발바닥에서 발목을 지나, 종아리와 정강이에서 느껴지는 감각을 알아차린다. 피부가 공기나 옷감에 닿는 느낌, 종아리가 바닥에 눌리는 느낌 등을 알아차릴 수 있다.

4. 다시 주의를 옮겨서 종아리와 정강이에서 무릎을 지나, 이번에는 허벅지에서 느껴지는 감각을 알아차린다.

5. 이렇게 스캐너로 훑듯이 주의를 천천히 옮기면서 각 신체 부위의 감각을 알아차린다. 이어지는 순서에 따라 충분한 시간을 두고 알아차려 본다: 허벅지 → 양쪽

골반과 사타구니 → 허리와 등 → 배와 가슴 → 어깨와 팔, 손목, 손바닥, 손가락 → 손가락과 손바닥, 손목, 팔, 어깨 → 목과 얼굴 → 정수리

6. 마지막으로 몸 전체로 주의를 넓게 확장한다. 바닥이나 벽, 의자 등받이에 닿은 접촉면의 느낌을 알아차리면서 내 몸을 충분히 이완시켜 본다.

7. 이번에는 들숨에 하늘의 맑은 기운이 정수리를 통해 들어오고, 날숨에 탁한 기운이 발바닥을 통해 빠져나간다고 상상해본다. 정수리를 통해 들어온 맑은 에너지가 상반신과 하반신, 내 몸 구석구석을 통과한 후 발바닥을 통해 빠져나간다. 내 몸에 흐르는 에너지를 느껴본다.

8. 반대로 들숨에 땅의 단단하고 강한 기운이 발바닥을 통해 들어오고, 날숨에 나쁜 기운이 정수리를 통해 빠져나간다고 상상해본다. 발바닥을 통해 들어온 좋은 에너지가 하반신과 상반신, 내 몸 구석구석을 통과한 후 정수리를 통해 빠져나간다. 내 몸에 흐르는 에너지를 느껴본다.

9. 명상을 마칠 시간이 되면 '이제 바디스캔을 마치겠다….' 하는 의도와 함께 부드럽게 눈을 뜬다.

자가수련을 위한 Tip.

- 바닥에 매트나 이불을 깔아놓고 바디스캔을 한다면 좀 더 쉽게 이완감을 경험할 수 있을 것이다. 차가운 바닥에서 하면 감기에 걸릴 수 있으므로 바닥의 온도를 적정 수준으로 높여주는 것이 좋다.
- 바디스캔의 순서와 방향을 바꾸어도 좋다. 예를 들어, 정수리에서 시작하여 발바닥으로 천천히 주의를 아래로 옮기면서 바디스캔을 할 수 있다. 여러 차례 바디스캔을 해보면서 본인에게 맞는 순서를 찾아가는 것이 필요하다.
- 바디스캔을 마치고 바닥에서 일어날 때는 충분한 여유를 갖고 몸을 천천히 깨우도록 한다. 일어나는 순간까지 내 몸의 느낌을 알아차리면서 천천히 일어나도록 한다.
- 누워서 바디스캔을 하면 쉽게 잠에 빠져들 수 있다. 잠에 빠져들었다면 그만큼 내 몸과 마음이 충분히 이완되었음을 의미하기 때문에 오히려 축하할만한 일이다. 바디스캔을 하다가 잠에 빠져들었다면 스스로 자책하기보다는 그 순간을 알아차리고 다시 바디스캔으로 부드럽게 돌아오도록 한다.

전문가를 위한 Tip.

- 바디스캔을 하면서 환자가 밀려드는 졸음을 호소하는 경우, 얼마든지 그럴 수 있다고 수용해준다. 다만, 계속해서 잠에 빠져들어 바디스캔을 온전히 경험하기 어려운 경우에는 앉은 자세로 바디스캔을 하거나, 환자 자신이 느끼는 경험을 진술하도록 변경해서 적용해볼 수 있다.
- 바디스캔을 하면서 감각을 잘 느끼지 못해 어려움을 토로한다면 아무것도 느끼지 못해도 괜찮으니 일부러 감각을 찾으려고 애쓰지 않도록 지도한다. 하지만 감각이 지나치게 무딘 경우에는, 일부러 발가락이나 손가락을 가볍게 움직여 미세한 감각을 유발하거나 침 치료를 받으면서 침 자극을 느껴보도록 할 수 있다.
- 바디스캔을 연습할 때 스캔을 이동하면서 호흡을 함께 시도하도록 지도한다. 예를 들어, 숨을 들이마시면서 정수리에 집중하고 내쉬면서 이마로 주의를 옮긴다. 숨을 들이마시면서 이마에 집중하고 내쉬면서 입으로 주의를 이동한다. 이와 같은 방법으로 한 단계씩 아래로 내려가고, 주의를 옮길 때 호흡을 함께 하게 되면 이완을 극대화할 수 있다.
- 이완된 상태에서 좋은 기운을 안으로 끌어오고, 나쁜 기운을 밖으로 내보내는 연습을 하고, 또 정수리나 발바닥이라는 특정 부위를 통해 출입하는 것을 느끼는 연습은 이후에 진행되는 "기"를 느끼는 작업에서도 유용하게 활용될 수 있다. 환자가 그 느낌을 얼마나 명확하게 느낄 수 있는지를 확인한다.

○과제

이완과 휴식

바디스캔을 마치고 나서 어떤 것을 경험하였는지 자유롭게 적어본다. 바닥과 닿은 접촉면의 느낌, 피부가 옷에 닿는 느낌, 손과 발이 따뜻하거나 저릿저릿한 느낌, 또는 차가움, 답답함, 통증 등을 느꼈을 수 있다. 이 외에도 다양한 경험을 자유롭게 기술할 수 있다. 아무것도 느껴지지 않았다면 그것 또한 하나의 경험일 수 있다. 본인이 알아차린 경험을 솔직하고 가감 없이 적어보도록 한다.

날짜	시각	바디스캔을 하면서 알아차린 감각 경험을 경험 부위와 함께 자유롭게 기술해주세요.
Ex.	Ex.	양쪽 손과 발이 따뜻하고 전기가 흐르는 듯 저린 느낌을 경험하였다. 호흡할 때마다 내 몸에 남아 있는 긴장이 빠져나가고 점차 편안해지는 것을 알아차렸으며, 내 몸이 바닥에 스며드는 것 같은 안정감을 느꼈다. 편안해짐과 동시에 내 몸에 생기가 도는 것을 알아차렸다.

Chapter 4. 마음챙김

"과거에 대한 후회나 미래에 대한 걱정에 빠지지 않고,
지금 이 순간 온전한 자신과 만나는 마음챙김의 능력을 기르도록 합니다."

이 장에서는 마음챙김을 이해하고, 과거나 미래에 대한 집착에서 벗어나 지금 이 순간에 현존하는 방법에 대해 논의할 것이다. 교육과 실습에서는 마음챙김 수련의 단계별 과정을 소개한 후, 열린 마음챙김 명상을 익혀볼 것이다.

■ 행위-지향적인 삶과 존재-지향적인 삶

마음챙김은 현재 순간의 경험을 판단이나 평가 없이 있는 그대로 알아차리는 것으로, 지금 여기에 온전히 주의를 기울이는 것이라 할 수 있다. 예를 들어, 식사할 때는 식사에만 마음을 두고, 걸을 때는 걷기에만 마음을 두는 것도 일종의 마음챙김이라 할 수 있다. 이처럼 마음챙김은 어떤 목표를 달성하기 위해 무리하게 계획을 세우고 애쓰기보다는 지금 여기에 존재하는 것 자체를 강조한다는 점에서 존재-지향적인 삶이라 불린다.

마음챙김에서 중요하게 고려해야 할 사항은 무엇에 주의를 기울일 것인가와 어떻게 주의를 기울일 것인가이다.

1. 무엇에 주의를 기울일 것인가? : 마음챙김을 할 때 주의의 방향은 과거나 미래가 아닌 현재이다. 그러므로 훈련 초기에는 호흡이나 신체 부위에서 느껴지는 감각을 마음챙김의 대상으로 삼는다. 몸은 현실에 기반을 두고 있는 가장 기본적인 현상이기 때문이다. 그 후에 생각이나 감정이 마음챙김의 대상이 된다. 생각이나 감정은 자각하기 어려울뿐더러, 특히 생각은 과거나 미래에 관한 생각일 경우, 현재의 것이라고 납득하기 어려울 수 있다. 하지만 과거에 관한 생각이든, 미래에 관한 생각이든, 그 생각을 떠올린 순간은 분명히 현재이며 그 순간을 알아차리는 것이 바로 마음챙김이라 할 수 있다.

2. 어떻게 주의를 기울일 것이가? : 비판단, 호기심은 마음챙김을 할 때 가장 중요한 태도이다. 평상시에 우리는 자동적으로 판단하고 평가하는 경향이 있다. 판단하고 평가하는 마음은 과거의 기억을 토대로 하고 있으며, 이러한 마음을 갖는 이유는 미래를 예측하기 위함이다. 즉, 어떤 대상이나 현상을 판단하고 평가한다는 것은 진정으로 현재에 머무는 것이라 할 수 없다. 마음챙김이 지금 여기에 온전히 머무는 것임을 고려했을 때, 판단하고 평가하는 마음은 마음챙김에서 삼가

야 하는 태도이다.

언뜻 보기에 마음챙김은 당연하고 쉬운 것처럼 여겨진다. 하지만 잠시나마 우리의 삶을 되돌아보면 이러한 존재-지향적인 삶이 우리가 평상시에 살아가는 모습과는 다른 독특한 삶의 방식이라는 것을 이해할 수 있을 것이다.

평상시에 우리는 행위-지향적인 삶을 살아간다. 우리는 현재 자신이 무엇을 하고 있는지에 대한 명료한 알아차림 없이 자동적으로 먹고, 걷고, 운전하면서 살아간다. 우리는 틈만 나면 다른 누군가와 자신을 비교하고, 끊임없이 무언가를 성취하기 위해 애쓰곤 한다. 우리는 어떤 대상을 마주할 때마다 끊임없이 판단하고 평가하며, 이러한 판단과 평가가 그 대상의 실체를 정확하게 반영한다고 믿는다.

이러한 행위-지향적인 삶의 모습들이 갖는 공통점은 바로 현재를 살지 않는다는 것이다. 몸은 지금 여기를 떠날 수 없기 때문에 현재에 머물고는 있지만, 우리의 마음은 지금 여기에 머물지 못한 채 과거나 미래로 끊임없이 활보한다. 이로 인해 우리는 실제로 존재하지 않는 것으로부터 끊임없이 고통받곤 한다. 타인과 비교하거나 자신의 잘못을 곱씹으며 다시는 오지 않을 과거를 후회하고, 성취에 대한 압박에 시달려 아직 오지 않은 미래를 걱정한다. 또 색안경을 끼고 살아가는 탓에 이 세상의 경이로움과 온전함으로부터 어느 순간 격리되었다. 이처럼 행위-지향적인 삶은 눈앞의 목표를 달성하거나 단기적인 쾌락을 추구함에 매우 효과적인 삶의 방식이지만, 현재를 챙기지 못한 채 끊임없이 고통받는 삶이기도 하다. 마음챙김은 지금 여기에 온전히 머무는 존재-지향적인 훈련으로, 이 훈련을 통해 행위-지향적인 삶과 존재-지향적인 삶의 균형이 약간이나마 회복될 수 있을 것이다.

■ 정-기-신, 그리고 마음챙김

한의학 상담은 정신과 육체를 조절하고 자기 주도적으로 살아가는 것을 목표로 삼는다. 정, 기, 신으로 요약되는 한의학의 세계관과 인간관에 따르면, 정은 육체를 이루는 기초 물질이며, 신은 정신과 영혼을 포괄하는 개념이다. 기는 정과 신을 연결하는 매개체이다. 한의학에서는 정과 신을 통합하고 온전한 한 인간으로서 기능하기 위해 기의 작용을 특별히 강조한다.

정과 신, 즉, 몸과 마음을 통합하는 가장 쉬운 방법은 우리의 마음을 몸에 두는 것이다. 몸은 현실에 기반을 두는 가장 기본적인 현상이라는 점을 고려했을 때, 마음을 몸에 둔다는 것은 과거나 미래가 아닌 지금 여기에 온전히 머문다는 것을 의미한다. 이는 마음챙김으로 표현되는 존재-지향적인 삶과 닮아있다.

안타깝게도 우리의 마음은 대부분 과거나 미래로 향해있다. 끊임없이 과거를 후회하고 미래를 걱정하는 우리의 모습을 되돌아보면 지금 여기에 온전히 머문다는 것이 얼마나 어려운 일인지 새삼 깨닫게 될 것이다. 몸에 해당하는 정은 지금 여기에 기반을 두고 있기 때문에 우리의 마음을 현재로 가져오지 않는 한 정과 신의 통합은 불가능하다. 이때 현재 순간의 경험에 온전히 주의를 기울이는 마음챙김이야말로 정과 신을 통합하는 핵심적인 원리이며, 다양한 기의 작용 모습 중 하나라고 볼 수 있다.

마음을 몸에 두는 것과 관련하여 또 하나의 중요한 이슈는 어떻게 마음을 둘 것인가이다. 평상시에 우리는 판단하고 평가하는 삶을 살아간다. 어떤 대상이나 현상을 볼 때 그것이 좋은지 나쁜지, 옳은지 그른지 등 나와의 관계를 상정하며 끊임없이 판단하곤 한다. 이처럼 판단하고 평가하는 마음은 과거의 기억을 토대로 하는 것이며 미래를 예측하기 위함이다. 즉, 판단하고 평가하는 태도를 지니고 보는 것은 진정으로 현재에 머무는 것이라 하기 어렵다. 비록 내 몸을 관찰하더라도 몸의 감각에 대해 호불호를 판단하고 평가하는 것은 과거의 기억을 바탕으로 해석하는 것이고, 미래를 예측하기 위해 고군분투하는 과정에 불과하기 때문이다. 판단과 평가가 인간의 중요한 인지능력 중 하나이지만, 마음챙김을 통해 현재 순간에 머무는 것은 아니며 정과 신의 진정한 통합과도 거리가 멀다. 따라서 정과 신을 통합하고 일치시키기 위해서는 마음챙김해야 하며, 이를 위해서는 비판단적인 태도가 반드시 수반되어야 한다.

내 마음이 어디를 향하고 있는지 알아차릴 수 있는가?

정신적 고통을 유발하거나 지속시키는 가장 큰 요인은 스트레스이다. 그런데 환자를 힘들게 하는 스트레스의 정체는 보통 2가지로 구분된다. 첫째는, 실제 환자가 해결해야만 하는 "문제"이고 둘째는, 문제에 대한 환자의 "반응"이다. 예를 들어, 오랫동안 취업이 되지 않아 힘들어하는 젊은 환자에게 취업이라는 스트레스는 현실적인 당면과제이고 반드시 해결해야 할 문제이다. 하지만, 취업 준비를 하며 '옛날에 공부를 더 열심히 할걸... 대학을 다닐 때 자격증을 더 따놓을걸...' 하고 지나간 과거를 되새김질하며 괴로워하는 것은 환자 내면에서 일어나는 반응들이 스트레스 원인으로 작용하는 것이다.

스트레스의 원인이 되는 외부의 문제가 있다면 행위-지향적인 태도로 그것을 해결하는 것이 합리적이라고 할 수 있다. 하지만 만약 문제에 대한 환자의 반응이 고통의 핵심이라면, 그때는 존재-지향적 태도가 필요하다.

본 세션의 일차 목표

1. 생각이 과거, 현재, 미래 중 어디로 향하고 있는지 확인한다.
2. 과거와 미래보다 현재에 마음을 둔다.
3. 마음챙김을 소개한다.

1. 생각의 지향을 파악하기

환자가 자신의 고통의 원인이 무엇이라고 생각하고 있는지 점검한다. 특히 특정한 사건이나 인물, 고정된 생각에 대해 반복적으로 이야기하는 환자들은 현재보다는 과거나 미래에 머물러 있을 가능성이 높다. 환자들의 자발적인 호소나, 한의사의 질문에 대한 대답을 기반으로 환자가 과거, 현재, 미래 중에 어디에 초점을 맞추고 있는지 파악한다.

임상질문

"머리 속을 가장 많이 차지하고 있는 생각은 무엇인가요?"

"지금 당신의 마음이 어디로 향해있나요?"

○ **사례 A: 화병 환자 (60대 여성)**

사례 A는 3회기 상담 후에 일주일 만에 재내원하였다. 3회기 <바디스캔 실습 기록지>를 매일 작성해서 가지고 왔다.

한의사: 일주일 동안 꾸준히 바디스캔을 해보셨나요?

환　자: 네, 처음에는 아무것도 느껴지지 않는 것 같아서 집중이 되지 않고, 자꾸 잠에 빠지곤 했어요. 점차 연습을 하다 보니 몸 곳곳에서 여러 가지 감각을 느낄 수 있었고, 그걸 차분하게 관찰하다 보니 깨어있으면서도 매우 편안한 상태를 오래 유지할 수 있더라고요.

한의사: 바디스캔은 주의를 신체 각각의 부위로 분산시켜 줌으로써 열린 마음으로 자신을 관찰할 수 있게 도와주기도 하고, 이완과 휴식에 직접적인 도움이 되기도 합니다. 바디스캔을 하면서 편안함과 에너지가 충전되는 것을 경험할 수 있도록 반복해서 연습해보세요.

한의사: 평소에 이런저런 생각이 많은 편인가요? 어떤 생각들을 많이 하나요?

환　자: 화병이 생기고 나서 예전에 남편이 저에게 상처 주었던 일들이 불쑥불쑥 떠올라요. 저는 하나도 잊지 못했는데, 남편은 다 까먹은 것 같아서 더 화가 나요.

한의사: 과거의 상처로부터 아직 자유로워지지 못하신 것처럼 보이는군요. 옛날 기억들이 여전히 환자분의 발목을 잡고 있네요.

○ **사례 E: 우울장애 환자 (30대 여성)**

30대의 여성 환자는 꽤 오랫동안 아무런 흥미나 재미도 느끼지 못했다. 별달리 하고 싶은 일도 없고, 또 할 수 있는 일도 없다고 생각한다. 그저 집 안에 있으면서 하루를 보내고 있다. 20대 중반 증상이 처음 나타났을 때 정신건강의학과를 방문하여 항우울제를 처방받아 복용하고는 호전이 되었다. 겨우 취업에 성공했지만 얼마 못 가 회사에 적응하지 못해 사직서를 내고 퇴사를 한 이후 우울증이 재발하였다. 이전처럼 약을 복용해도 도무지 좋아지지 않는다. 앞으로 내가 다시 취직을 할 수 있을지, 지금보다 더 나빠지는 것은 아닌지 두렵기만 하다. 친구들은 모두 직장생활을 잘하고 있는데 나만 뒤처진 것 같고 5년 뒤, 10년 뒤에도 계속 이런 모습일까봐 걱정된다. 과연 나아질 수 있을지, 점점 괴로움은 커지기만 한다. 항우울제와 한약을 같이 복용하면 더 도움이 될까 하고 지푸라기라도 잡는 심정으로 한의원에 내원하게 되었다.

한의사: '마음이 콩밭에 가 있다'라는 표현을 아시지요? 다른 것에 정신이 팔려 지금 이 자리에서 해야 할 일에 집중하지 않을 때 하는 말입니다. 지금 환자분의 경우는 어떤가요? 마음이 과거, 현재, 미래 중 어디에 있나요?

환　자: 제 마음은 미래를 걱정하느라 거기에 온 정신이 쏠려있지요. 아무래도 미래에 대해 비관적인 생각을 많이 하니까요.

한의사: 몸은 현재에 있으면서 마음은 미래로 가 있는 것은, 몸과 마음이 분리된 것이나 다름이 없을 것 같은데요. 어떻게 생각하시나요?

2. 현재에 마음 두기

현재에 마음을 두라는 것은, '과거와 미래보다 현재가 더 중요하므로 지금 이 순간을 즐겨라'라는 쾌락주의와는 구별되어야 한다. 현재가 고통스럽더라도, 회피하는 것이 아니라 현재에 마음을 둠으로써 몸과 마음 사이의 간극을 좁히는 것이 우리의 목표이다. 몸과 마음이 합일(合一) 되었을 때 전인적 균형과 조화가 이루어질 수 있기 때문이다.

임상질문

"나에게 중요한 것이 현재인가요? 아니면 과거나 미래인가요?"

"어떻게 하면 내 마음을 현재로 가져올 수 있을까요?"

"과거나 미래를 생각하기보다 잠시만이라도 몸에서 느껴지는 감각에 집중해볼까요?"

○ 사례 A: 화병 환자 (60대 여성)

한의사: 과거의 상처가 마음에 사무칠 정도로 크셨나 봅니다. 그래도 한번 생각해볼까요? 과거와 현재 중 나에게 더 중요한 것은 무엇일까요?

환　자: 다 지난 일이라는 것은 저도 알고 있어요. 하지만 제가 의도하지 않아도 옛날 생각들이 떠오르는 걸요.

한의사: 옛날 기억이 떠오르고, 내 마음이 자꾸 과거로 거슬러 올라가는 것 같을 때, 어떻게 하면 현재로 돌아올 수 있는지 방법을 알려드릴 테니 같이 실습해볼까요?

○ 사례 E: 우울장애 환자 (30대 여성)

한의사: 생각이 미래로 끝없이 달려갈 때 어떤 생각까지 하게 됩니까?

환　자: 앞으로 어떻게 살아야 하나, 내가 과연 잘 할 수 있을까 하고 생각하다 보면 제가 결국에는 실패자가 되고 말 거라는 결론에 도달하게 됩니다.

한의사: 혹시 죽음에 대해서도 생각해본 적이 있습니까?

환　자: 막연히 내일 눈을 뜨지 않았으면 좋겠다고 바란 적은 없지만, 스스로 해칠 생각은 없어요.

한의사: 알겠습니다. 앞으로는 절망감에 휩싸일 때 생각이 아니라 몸에서 느껴지는 감각에 집중해보시면 좋겠습니다.

---

3. 마음챙김

과거와 미래에 대한 생각을 끊고 현재로 집중하는 존재-지향적 태도에 대해 이야기할 때, 환자들이 거부감을 보이거나 저항을 할 수도 있다. 이미 지나간 사건이더라도 매듭을 지어야 하기 때문에 과거 역시 중요하다거나, 미래를 걱정하고 대비하지 않으면 무조건적인 낙관주의에 빠지는 것이 아니냐고 이의를 제기하는 환자들이 있다.

현재에 집중하는 존재-지향적 삶이란 실제(reality)를 있는 그대로 수용하는 것으로서, 나의 편견과 자동화된 반응을 내려놓는 것이다. 과거에 있었던 갈등을 매듭지을 때도 자신의 편견과 감정, 자기중심적 입장과 태도를 내려놓고 문제를 다시 바라본다면, 기존과는 다른 깨달음을 얻을 수 있다. 미래에 대한 걱정도 마찬가지로, 환자들이 마음챙김을 한 상태에서는 스스로 훨씬 더 객관적이고 지혜로운 답안을 찾게 된다.

임상질문

"나의 가장 소중한 친구가 나와 같은 상황이라면 무엇이라고 조언하겠습니까?"

"스스로를 좀 더 객관적으로 볼 수 있습니까?"

○ 사례 A: 화병 환자 (60대 여성)

한의사: 나와 가장 절친한 친구가 마치 나처럼 남편의 무관심과 냉담으로 괴로워하고 있다고 상상해봅시다. 과연 그 친구에게 무슨 위로를 해줄 수 있을까요?

환 자: 남편의 말에 휘둘리지 말라고 이야기해주고 싶어요. 남편이 아무리 심한 말을 하더라도, 제 친구가 좋은 사람이라는 것은 변함이 없다고요. 중요한 건 자기 자신이지, 남편의 말이 아니라고요.

한의사: 맞습니다. 자기 자신이 있는 그대로 온전할 수 있다면 다른 사람 때문에 흔들리고 괴로운 것이 덜할 것입니다. 지금 그 말을 스스로에게도 들려주세요.

○ **사례 E: 우울장애 환자 (30대 여성)**

한의사: 취업이 오랫동안 뜻대로 되지 않으면 누구나 괴로울 것입니다. 그런데 그 괴로움에 반응하는 모습은 사람마다 모두 제각각일 것입니다. 이런 다양한 인간 군상의 스펙트럼에 내가 어디에 위치하는지 생각해봅시다. 스스로를 좀 더 객관적으로 바라보는 것입니다.

지금 여기에 머물러서 자신을 관찰하기

■ 단계별 마음챙김

마음챙김하는 가장 쉬운 방법은 현재의 호흡이나 신체감각을 있는 그대로 관찰하는 것이다. 예를 들어 호흡의 경우 의식의 초점을 코나 아랫배에 두고 들숨과 날숨을 알아차리면서 지금 여기에 머물 수 있다. 호흡이나 신체감각을 관찰하는 순간에는 과거도 미래도 없으며, 오직 현재만이 존재할 뿐이다.

반복적인 훈련을 통해 호흡이나 신체감각을 알아차리는 것이 수월해졌다면 다음으로는 생각이나 감정까지 알아차려 볼 수 있을 것이다. 생각이나 감정은 자각하기 어려울뿐더러, 과거나 미래에 관한 생각, 그리고 그러한 생각에 기인한 감정일 수 있기 때문에 현재의 것이라고 납득하기 어려울 수 있다. 하지만 과거에 관한 생각이나 감정이든, 미래에 관한 생각이나 감정이든, 그 생각과 감정을 떠올린 순간은 분명히 현재이며 그 순간을 알아차리는 것 또한 바로 마음챙김이라 할 수 있다. 즉, 어떠한 상황에서도 우리는 마음챙김을 통해 현재로 돌아올 수 있게 되는 것이다.

■ 열린 마음챙김 명상

이번에 배워볼 열린 마음챙김 명상은 생각, 감정, 감각 등 지금 이 순간 떠오르는 모든 내적 경험을 있는 그대로 알아차리는 훈련이다. 이 훈련을 할 때는 호흡이라는 편안한 집에 머물면서, 내 집에 찾아온 손님을 친절하게 맞이하겠다는 마음가짐이 필요하다. 예를 들어 자연스러운 호흡에 머물다 보면 특정 신체 부위에서 통증이나 가려움 등 감각이 느껴질 수 있으며, 문득 어디선가에서 감정이나 욕구가 올라올 수도 있고, 어쩌면 자기도 모르게 과거나 미래로 의식이 흘러갈 수도 있다. 열린 마음챙김 명상은 이 모든 경험을 내 집에 찾아온 손님으로 친절하게 맞이하는 것이다.

일부러 어떤 특별한 경험을 찾기 위해 의식의 초점이 호흡에서 벗어나 바깥으로 향할 필요가 없다. 중요한 것은 호흡이라는 편안한 집에 머물면서 생각, 감정, 감각과 같은 여러 손님을 친절하게 맞이하는 것이다. 그들이 어떤 경험이든 간에 그들을 온전히 맞이함으로써 어쩌면 내 안의 활력과 생기를 다시 한번 느껴볼 수 있을 것이다.

○실습

열린 마음챙김 명상

열린 마음챙김 명상은 편안한 자세로 앉아서 생각, 감정, 신체감각 등 현재 떠오르는 모든 경험을 있는 그대로 알아차리는 명상이다. 열린 마음챙김 명상은 내 의식의 장에 어떤 경험이 떠오르던 아무것도 하지 않고 그저 있는 그대로 알아차리기만 하는 훈련이다. 처음에는 어떻게 하는지 감이 잡히지 않을 수도 있고, 너무 많은 경험이 떠오르거나 반대로 아무런 경험이 떠오르지 않기도 하여 어렵고 힘들 수 있다. 그러므로 이 명상을 할 때는 잘하려는 집착을 내려놓고, 내가 할 수 있는 만큼만 해보겠다는 여유로운 마음이 특히나 중요하다.

명상을 본격적으로 시작하기 전에, 집착을 내려놓고 '내가 할 수 있는 만큼만 해보겠다'는 의도를 세워보아라. 인위적으로 어떤 경험을 찾거나 만들어내려고 애쓰지 말고, 그저 흘러가는 경험에 내 마음을 맡겨보아라. 어떤 경험이 떠오르면 떠오르는 대로, 사라지면 사라지는 대로 가만히 내버려 두는 것이다. 중요한 것은 현재 순간에만 머무는 것이다. 과거에 대한 후회나 미래에 대한 걱정에 사로잡히지 않고, 지금 이 순간 나타났다 사라지는 모든 경험에 온전히 머무르도록 한다. 집착을 내려놓고 마음을 비우다 보면 이미 내 마음이 가득 차 있다는 것을 알게 될 것이다.

1. 자세와 마음가짐을 다시 한번 점검한 후, 준비가 되었다면 부드럽게 눈을 감는다. 몇 차례 깊게 심호흡하며 내 몸과 마음을 충분히 이완시킨다. 충분히 편안해졌다면 평상시의 자연스러운 호흡으로 돌아온다.

2. 주변에서 들려오는 소리를 알아차린다. 이때 소리를 쫓아가려 하지 말고, 어떤 소리를 찾으려고 너무 애쓸 필요도 없다. 소리가 들리면 들리는 것을 알아차리고, 사라지면 사라진 고요한 순간을 알아차린다.

3. 이번에는 의식의 초점을 아랫배의 호흡에 두고 '어떤 경험이 떠오르던 내버려두겠다' 하는 의도를 세워본다. 아랫배의 호흡에 기댄 상태에서 지금 이 순간 어떤 신체감각이 떠오르는지 있는 그대로 알아차린다.

4. 이번에는 아랫배의 호흡에 기댄 상태에서 신체감각뿐만 아니라 주변에서 들려오는 소리, 또는 냄새, 그리고 문득문득 스쳐 지나가는 생각과 느낌, 감정까지도 모두 열린 마음으로 알아차린다.

5. 일부러 어떤 경험을 찾아내려고 애쓰지 않는다. 아무것도 느껴지지 않는다면 아무것도 느껴지지 않는 고요함 속에 머물러 본다. 그러다 보면 고요함 속에서 문득 어떤 경험이 떠오를 수 있다. 그 순간의 경험을 알아차린다.

6. 호흡은 내가 의도하지 않더라도 자연스럽게 이루어지기 마련이다. 호흡한다는 의도마저 내려놓고 현재에만 머물러 본다. 넓은 의식의 장에서 다양한 경험들이 나타났다 변화하고 사라지기를 반복한다. 현재 떠오르는 생각, 감정, 감각 등 구분하지 말고 그저 알아차리기만 한다.

7. 명상을 마칠 시간이 되면 '이제 열린 마음챙김 명상을 마치겠다….' 하는 의도와 함께 부드럽게 눈을 뜬다.

자가수련을 위한 Tip.

- 너무 많은 경험이 떠올라서 마음이 산만하고 복잡해지면 잠시 아랫배나 코끝의 호흡에 주의를 기울여본다. 호흡에 집중하면서 마음이 편안해졌다면 다시 의식의 장을 넓혀서 지금 이 순간 떠오르는 모든 경험을 알아차린다.
- 생각, 감정, 감각을 한꺼번에 알아차리는 것이 어렵다면, 처음에는 신체감각을 알아차리는 것을 위주로 수련을 진행한다. 신체감각을 알아차리는 것에 익숙해졌다면 다음으로 소리나 냄새까지 알아차린다. 감각을 알아차리는 것에 익숙해졌다면 다음으로 생각이나 감정까지 알아차린다. 이렇게 꾸준한 수련을 거쳐서 알아차림의 범위를 서서히 넓혀나갈 수 있다.

전문가를 위한 Tip.

- 고통과 증상이 발생한 경우, 이것이 무엇 때문에 왔는지에 대해 생각해보도록 한다. '과거의 후회에서 온 것은 아닌가?', '미래에 대한 걱정에서 온 것은 아닌가?'를 확인해보고, 지금의 고통과 증상이 지금 이 순간 나타나고 있는 것인지 다시 한번 확인해본다.
- 침 치료와 약물 치료를 시행할 때, 시간의 흐름에 따라 증상이 변화하는 것을 확인해 본다. 침을 맞고 어느 정도의 시간에 증상이 가라앉고, 또 얼마가 지난 후에 다시 증상이 나타나는지, 약을 복용하면 얼마 후에 효과가 나타나는지를 관찰해보도록 한다.

○과제

수용과 머무르기

열린 마음챙김 명상을 마치고 나서 어떤 것을 경험하였는지 자유롭게 적어본다. 소리나 냄새와 같은 경험을 알아차렸을 수 있으며, 내 몸에서 느껴지는 호흡 감각이나 통증, 간지러움 등을 알아차렸을 수 있다. 또는 문득 스쳐 지나가는 생각을 알아차렸을 수 있으며, 생각과 함께 나타나는 어떤 느낌이나 정서를 알아차렸을 수 있다. 이 외에도 다양한 경험을 자유롭게 기술할 수 있다. 아무것도 느껴지지 않았다면 그것 또한 하나의 경험일 수 있다. 본인이 알아차린 경험을 솔직하고 가감 없이 적어보도록 한다.

날짜	시각	알아차린 감각을 자유롭게 기술해주세요. (예: 소리, 신체감각 등)	알아차린 느낌이나 정서를 자유롭게 기술해주세요.	알아차린 생각을 자유롭게 기술해주세요.
Ex.	Ex.	창 밖에서 들려오는 경적 소리에 내 몸과 마음이 흔들리는 것을 알아차렸다.	가슴이 답답하고 먹먹해지는 것을 알아차렸다. 그러다가 답답함이 어느 순간 시원함으로 변하는 것을 알아차렸다.	졸음이 밀려오면서 내 의식이 몽롱해지고 희미해지는 것을 알아차렸다.

Chapter 5. 감기

"마음챙김으로 확인한 온전한 자신을
몸과 마음을 연결하는 기를 통해 느껴봅니다."

이 장에서는 기를 이해하는 다양한 관점을 소개하고, 이어서 기를 느끼고 자각하는 방법에 대해 논의할 것이다. 교육과 실습에서는 몸과 마음이 충분히 이완된 상태에서 경험할 수 있는 기감에 대해 소개한 후, 기와 함께하는 명상을 익혀볼 것이다.

▪ 한의학에서의 기

기라는 용어는 한의학에서 가장 많이 활용되는 단어다. 그렇지만 정작 기라는 것이 무엇인가에 대하여 이야기를 나눠보면 어떻게 시작하고 또 풀어갈지 막막해지기도 한다. 한의학에서뿐만 아니라 한자문화권에 속한 중국이나 일본 모두 마찬가지로 표의(表意)문자인 한자를 사용하는 경우에는 표음(表音)문자와 충돌이 나타난다. 같은 글자를 쓰더라도 뜻이 다르거나 다양하게 설명될 수 있기 때문에 그 문자의 정의를 이야기할 때 혼란스러워지는 것이다. 기(氣)가 그 대표적인 문자인데, 이를 정의하려고 하기보다는 이 문자의 활용을 고려하여 다양한 설명을 늘어놓게 된다.

기를 설명할 때 가장 먼저 부닥치는 문제가 형체가 있는지에 대한 여부이다. 전통적인 한의학에서도 기를 설명할 때 정밀한 물질로 설명하는 경우가 있기는 하지만 기를 정, 기, 신과 비교하여 설명을 할 경우에는 정을 물질로, 기를 작용으로 보는 측면이 강하다. 그렇지만 중의학 이후에는 기를 물질적 측면으로 설명을 하고 있는데, 이는 중국 사회에서 바라보는 유물론적 사고와 맥을 같이 한다. 또한 의학에서도 이를 차용하여 물질로 설명하고자 하는 노력이 많았다. 그렇지만, 물질로의 설명은 보여지는 증거를 제시해야 하는 문제가 있어 아직 풀리지 않은 숙제로 여겨지고 있다. 그러다 보니 물리학의 개념으로부터 도출된 양자론을 기반으로 양자의학이라는 분야에서의 여러 현상을 '기'로 설명하기도 한다.

▪ 양자의학에서의 기

양자의학에서는 파동과 입자라는 물리적 현상을 의학에 적용하고 있다. 이 파동과 입자를 융합한 개념은 한의학에서의 '기' 개념과 유사하다. 양자의학에서는 몸을 다루는 생의학, 양자파동장을 다루는 에너지의학, 그리고 마음을 다루는 심성의학을 통합적으로 다루는 전일의학을 추구한다. 양자의학의 이러한 관점은 한의학의 심신통합적 관점과 유사한데, 통합의 핵심 개념으로 물리학에서는 '에너지', 한의학에서는 '기'를 설정하고 있다. 그리고 에너지와 기는 흐름이라는 공통점을 가지고 있다. 양자의학에서 설명하는 에너지는 파동과 입자의 속성을 모두 가지고 있는 에너지를 설명하면서 여기에 정보를 담고 있다고 제시하고 있는데, 이렇게 파동, 입자, 그리고 정보라는 것을 모두 고려하면 한의학에서 설명하는 기에 대한 설명으로 더욱 근접하게 된다.

한의학에서 기를 설명할 때 마음과 연관지어서 정서적 변화를 기의 변화로 설명하고 있다. 감정의 변화는 기를 변화시킨다. 분노하면 기를 끌어 올리고, 불안하면 기를 아래로 내리게 되며, 생각을 많이 하게 되면 기가 모이는 현상을 관찰할 수 있다. 이러한 정서의 변화를 보면 에너지에 정보를 담고 있는 현상을 명확하게 볼 수 있다. 우울이라는 감정은 침울하게 하는 특성이 있으면서 그 감정을 일으키는 기억의 정보를 함께 담고 있다. 그렇게 기억과 정서가 함께 작동하면서 변화하는 것을 기로 볼 수 있다.

인간의 뇌에서도 이러한 역할을 담당하는 부위를 찾아볼 수 있다. 바로 대뇌변연계이다. 이곳에서는 기억이 저장된다. 그런데 기억에는 단지 사건의 객관적 사실만 기억되는 것이 아니다. 여기에 감정이 함께 있다. 감정이 함께 있을 때 기억은 더욱 뚜렷해지고 또 강력해진다. 대뇌변연계에 머물러 있는 감정과 기억의 복합 문제는 인간의 생존을 위한 자율신경계의 변화, 그리고 스스로 판단하고 사고하는 신피질과의 연결고리를 함으로써 중요한 역할을 담당하고 있다.

■ 현상학적 경험으로서의 기

기에 대한 작용이 명확하다고 하더라도 여전히 남아 있는 문제는 기를 어떻게 확인하냐의 문제다. 기의 확인은 물질론적 입장을 추구하는 의학에서는 여전히 풀리지 않는 어려운 문제다. 파동과 입자로 해석하는 양자의학에서는 파동으로 인체의 기를 조절하는 방법들이 제시되고는 있지만, 여전히 활용과 검증에 어려움을 겪고 있다.

따라서 기를 확인하는 것은 우선 마음의 관찰로부터 시작한다. 정서의 변화에서 기를 가장 쉽게 느낄 수 있다. 예를 들어, 화가 나면 기가 위로 치솟는 것은 쉽게 경험을 할 수 있다. 이렇게 감정에 따라 변화하는 기를 스스로 느낄 수 있고, 또 조절 및 활용할 수 있다면 건강에도 도움이 될 것이다. 그렇지만, 이를 느끼고 확인하기 위해서는 거리를 두고 관찰해야 한다. 메타인지가 필요한 것이다. 치받아 오르는 분노의 상황에서 분노라는 정서에 휩쓸리기보다는 자신의 혈압이 오르고, 얼굴이 붉어지는 현상 등을 일단 관찰할 수 있어야 한다. 그리고 이런 상황에서 분노가 풀리면 분노로 기인한 현상이 사라지는 것 또한 관찰할 수 있다. 이때 관찰자의 입장으로만 머무는 것이 아니라 개입을 하고자 의도한다면, 분노로 인해 기가 치솟는 상황에서 심호흡이나 주의 조절을 통해 치솟는 기를 가라앉힐 수 있고, 이어 분노조차 안정시킬 수 있는 추가적인 작업을 시도할 수 있다. 이 상황에서도 기를 느끼는 작업이 우선 중요한 것임을 알 수 있다.

기는 신체의 여러 곳에서도 확인할 수 있다. 화가 치솟는 상황이라면 목덜미에서 쉽게 확인할 수 있다. 목이 뻣뻣해지는 현상을 관찰하는 것이다. 곰곰히 생각을 하면서 명치 끝이 뭉치는 것을 확인할 수도 있다. 그러나 이러한 관찰은 특정한 상황에서 나타나는 현상을 확인하는 것에 그친다. 평상시에 의도적으로 기를 확인하기 위해서는 손과 같이 인체 내의 감각 가운데 가장 예민한 부위를 활용하는 것이 필요하다.

우리의 몸 감각 가운데 뇌의 영역을 나누는 그림을 보면 면적에 비례해 감각을 가장 많이 느낄 수 있는 부위는 혀, 입술, 생식기 그리고 손가락과 손바닥이다. 따라서 일상에서 스스로 기를 확인할 때는 손가락과 손바닥을 활용할 수 있다. 손가락과 손바닥은 기공 수련에서도 자주 활용된다. 기공 수련을 할 때 양손을 모으고, 또 서로 마주하면서 기를 확인하곤 한다. 태극권과 같은 동작에서는 기의 흐름을 따라가면서 양손의 교차를 반복하게 된다. 단전호흡에서는 단전의 기를 확인하기 위해 손바닥을 단전 위에 올려놓기도 한다.

이렇게 기를 느끼는 과정에서 반드시 필요한 것은 마음과 주의다. 특정한 대상에 마음과 주의를 두어야 알아차릴 수 있다. 마음이 다른 곳을 향하게 되면 이 감각은 어느새 사라지게 된다. 그러나 주의를 기울인다고 해서 감각을 잘 느낄 수 있는 것은 아니다. 안정되고 편안한 상태에서 기는 스스로 느낄 수 있는 상태로 발현된다. 즉, 조화롭고 편안한 상태일 때 자연스럽게 순환과 교류가 일어나고, 교류되는 상황일 때 비로소 인지할 수 있게 된다. 이때 기를 의도적으로 느낄 수 있게 되는 것이다.

기에 대한 이해 - 몸과 마음을 어떻게 느낄 것인가?

한의학에서 건강을 위해 순환과 교류의 대상으로 삼는 것이 바로 '기'이다. 기의 균형과 조화를 위한 훈련인 '기공'은 감기-축기-행기의 세 과정으로 진행되며, 기를 느끼는 것에서부터 훈련이 시작된다. 기를 느끼고 확인해야 이어서 조절도 가능하기 때문에, 기감(氣感)의 발달 정도는 곧 자기조절력의 지표가 된다. 환자가 기에 대해 충분히 이해하지 못하고 있는 상태에서 기공에 대해 안내를 받으면 어렵고 낯선 것으로 느낄 수 있다. 앞서 다루었던 호흡, 이완, 마음챙김 훈련을 바탕으로 몸과 마음이 고요하게 깨어있는 상태에서, 몸과 마음이 통합된 상태를 기로써 느낄 수 있도록 안내한다.

본 세션의 일차 목표

1. 강렬한 정서 반응을 기의 변화로 인식한다.
2. 평소 신체 증상을 기의 상태로 인식한다.
3. 편안한 상태에서의 감각을 확인한다.
4. 기감 느끼기 훈련을 소개한다.

1. 정서 반응과 기의 변화

갑자기 스트레스를 받거나 정서가 급격히 변화할 때는 역동적인 기의 변화를 느낄 수 있다. 예를 들어, 화가 날 때 나타나는 현상들은 마치 뜨거운 에너지가 위로 솟구치는 것처럼 느껴진다. 반면, 우울할 때는 안색이 어두워지고 얼굴에 그늘이 지게 되며 한숨이 절로 나오고 어깨가 축 처진다. 차갑고 무거운 에너지가 하강하는 모습을 연상할 수 있다. 이처럼 환자가 몸과 마음에서 나타나는 여러 현상들을 통합적으로 하나의 에너지로서 느낄 수 있도록 한다. 만약 정서에 따른 변화를 잘 느끼지 못하는 환자가 있다면, 정서 반응을 잘 인식하게 될 때까지 물리적인 속성(위치, 색깔, 온도, 무게, 질감 등)으로 표현할 수 있도록 돕는다.

임상질문

"강렬한 정서 반응이 나타날 때 몸에서 어떤 에너지의 흐름을 느낄 수 있습니까?"

"기분이 급격히 변할 때, 몸에서도 변화가 일어나는 것을 알아차리십니까?"

"스트레스로 인한 불편감이 몸 어디에서 느껴지나요? 어떤 색인가요? 온도는 어떤가요?"

○ 사례 A: 화병 환자 (60대 여성)

사례 A는 4회기 상담 후에 일주일 만에 재내원하였다. 4회기 <열린 마음챙김 명상 실습 기록지>를 매일 작성해서 가지고 왔다.

한의사: 일주일 동안 꾸준히 열린 마음챙김 명상을 해보셨나요?

환　자: 네, 예전에는 제가 그렇게 생각이 많은지 몰랐어요. 그런데 명상을 해보니 아주 여러 가지 생각을 하더라구요? 생각이 일어나면 떠나보내고, 감각이나 감정이 느껴져도 떠나보내고... 계속 그것을 반복했어요. 마음속에 잔물결이 일어도 거기에 동요하지 않고 의연한 태도로 계속 있었더니 결국에는 아주 평화로워졌어요.

한의사: 스스로 그렇게 편안한 상태를 만들 수 있었다니 아주 좋습니다.

한의사: 만약 증상이 때때로 나타난다면, 그때를 잠시 떠올려보세요. 주로 어떤 느낌을 받게 됩니까?

환　자: 가슴에서 뜨거운 것이 올라올 때가 가끔씩 있습니다.

한의사: 그때 내 안에서 일어나는 모든 생각, 감정, 감각들을 하나의 거대한 에너지의 작용으로 상상해보겠습니다. 분노가 일어날 때 몸에서 어떤 에너지의 흐름을 느낄 수 있습니까?

환　자: 마치 불구덩이가 위로 솟구치는 것 같아요. 무언가 안에서 확 올라오지요.

○ **사례 F: 감정표현불능증 환자 (30대 남성)**

30대의 남성 환자는 감정표현의 어려움을 호소하고 있다. 즐거운 상황에서도 기쁜 감정이 들지 않고, 우울, 분노, 불안과 같은 부정적인 정서조차 별로 느끼지 못하기 때문에 정서적으로 좋을 때와 나쁠 때를 구별하지 못한다. 게다가 다른 사람의 감정을 이해하거나 공감하는 것이 미숙하기 때문에 각별하게 가까운 관계에서도 다툼이 잦은 편이다. 반면, 신체적인 여러 반응들은 민감하게 느끼는 편이라 얼굴이 화끈거리거나 심장이 두근거리는 등의 반응이 나타나면 혹시 몸에 문제가 있는 것은 아닌지 덜컥 겁이 난다. 이런 얘기를 하면 남들은 별것이 아니라고 안심하라고 하는데, 과연 편안하고 안정된 상태가 어떤 것인지를 알고 싶다.

한의사: 만약 감정을 있는 그대로 알아차리기 어렵다면 몸에서 나타나는 변화를 느끼시면 됩니다. 스트레스를 받을 때, 몸에서 변화가 일어나는 것을 알아차리십니까?

환 자: 네, 스트레스를 받으면 주로 명치 끝에 뭔가 걸린 것처럼 답답하거나 아랫배가 싸르르 아프면서 화장실을 찾게 됩니다.

한의사: 그런 반응은 서서히 나타나나요? 아니면 급격히 나타나나요?

환 자: 스트레스 상황에서 갑자기 나타났다가 서서히 사라집니다.

한의사: 스트레스가 우리 몸에 순간적으로 변화를 주는군요. 이것을 하나의 에너지나 물체로 상상해봅시다. 복부의 불편함을 색깔로 표현하면 어떤 색인가요? 온도나 질감은 어떤가요?

환 자: 아주 검은색이에요. 차갑고, 아주 끈적끈적해요.

2. 신체 증상과 기의 상태

평소 환자의 경향성이나 증상[소증(素證)]을 기준으로 기의 전반적인 상태를 확인할 수도 있다. 기의 들뜸이나 가라앉음, 한열은 일상적으로 우리가 흔히 인식할 수 있는 기의 상태이다.

임상질문

"기운이 들떠있습니까? 아니면 가라앉아있습니까?"

"몸이 찬 편입니까? 뜨거운 편입니까?"

○ 사례 A: 화병 환자 (60대 여성)

한의사: 평소의 전반적인 컨디션이 어떤지도 살펴봅시다. 환자분의 기운은 들떠있습니까? 아니면 가라앉아있습니까?

환　자: 저는 아직까지는 기가 가슴으로 치받쳐 올라와 있는 상태지요.

한의사: 몸에 열이 많다고 느끼시나요?

환　자: 그럼요. 열이 차 있어서 갑갑한 느낌이에요.

○ 사례 F: 감정표현불능증 환자 (30대 남성)

한의사: 자신의 몸 상태를 잠시 살펴봅시다. 환자분의 기운은 들떠있습니까? 아니면 가라앉아있습니까?

환　자: 저는 항상 예민해서 날이 서 있는 상태 같아요.

한의사: 좋습니다. 그러면 환자분은 몸이 찬 편입니까? 뜨거운 편입니까?

환　자: 저는 몸이 찬 편이에요. 추위를 정말 많이 타요.

한의사: 지금 간단히 이야기를 나눠본 것처럼, 약간 들뜨고 뜨거운 상태가 환자분의 평소 기운 상태라고 생각해봅시다.

---

3. 편안한 상태를 표현하기

편안할 때는 평소 생활할 때나 증상을 경험할 때와는 몸과 마음의 상태가 다르다. 편안한 상태가 어떻게 느껴지는지 환자들에게 구체적인 언어로 표현해보도록 한다. 편안한 상태를 말로 풀어서 설명하게 하는 것은, 환자들에게 최적의 상태를 상기시키고 기억에 각인시키려는 목적이 있다.

임상질문

"편안하다는 것을 어떻게 확인할 수 있을까요?"

"편안한 상태에서 어떤 감각들을 느낄 수 있었나요?"

"몸이 편안해지면 마음에서도 변화가 일어나나요?"

○ 사례 A: 화병 환자 (60대 여성)

한의사: 지금까지 여러 실습을 해보셨는데, 전반적인 소감이 어떠셨어요?

환　자: 많이 편안했지요.

한의사: 편안하다는 것을 어떻게 경험하시는지 좀 더 구체적으로 말씀해보시겠어요?

환　자: 팔다리는 약간 노곤하게 이완되는 느낌을 받고, 배와 발은 따뜻해져요. 가슴은 꽉 막힌 것처럼 답답한 게 풀리고 시원해집니다. 머리랑 어깨도 가볍고 기분도 상쾌해요.

한의사: 네, 지금 말씀하신 상태가 바로 기운이 잘 조화된 상태입니다.

○ 사례 F: 감정표현불능증 환자 (30대 남성)

한의사: 한번 편안한 상태를 떠올려보세요. 가장 최근에 편안하게 휴식을 취했던 기억이 있나요?

환　자: 지난 주말에 휴가를 내고 휴식을 취했어요. 정말 오랜만에 잘 쉬었던 것 같습니다.

한의사: 편안한 상태에서는 자신의 몸이 어땠나요? 혹시 감각적으로 차이를 느낄 수 있었나요?

환　자: 원래 막연하게 머리가 아프고 배가 아픈 증상이 계속 있었습니다. 그런데 편할 때는 통증이 덜하지요.

한의사: 혹시 기분의 변화도 느낄 수 있었나요?

환　자: 말로 표현하기가 어려운데... 통증이 줄어드니까 기분이 좀 좋았던 것 같습니다.

한의사: '좋다', '나쁘다' 대신에 감정에 이름을 붙여주시는 게 좋습니다. 안도감, 만족감, 고요함, 차분함 이런 식으로요.

환　자: 음... 제가 느꼈던 기분과 가장 가까운 것은 '고요함'이에요.

---

4. 기감 느끼기

언제나 호흡을 하면서 살아가지만 주의를 기울이지 않으면 전혀 그것을 의식하지 못하는 것처럼, 기도 항상 존재하지만 의식의 대상으로 삼기 위해서는 몸과 마음이 고요하게 깨어있도록 훈련해야 한다. 호흡을 관찰하는 위치로 코끝이나 복부에 주의를 기울였던 것처럼 기를 관찰하고 느끼기 위해서는 손바닥에 주의를 보내어 집중한다.

임상질문

"손바닥에 주의를 기울이고 에너지를 느껴볼 수 있을까요?"

"편안할 때 손바닥에서 느껴지는 에너지가 달라지나요?"

○ 사례 A: 화병 환자 (60대 여성)

한의사: 집에 혼자 있을 때, 몸과 마음을 차분하게 만들 수 있습니까?

환　자: 네, 실습을 통해 여러 가지 훈련 방법을 알려주셔서 이제 혼자서도 편안한 상태를 만들 수 있습니다.

한의사: 지금부터는 편안한 상태에서 자신의 기를 관찰해보도록 하겠습니다. 손바닥을 서로 마주 보게 하고 손바닥과 손바닥 사이에 주의를 기울여보세요.

○ 사례 F: 감정표현불능증 환자 (30대 남성)

한의사: 평소와 같이 아무것도 하지 않은 상태에서 손바닥에 주의를 기울이세요. 어떤 감각이 느껴지십니까?

환　자: 글쎄요. 특별히 어떠한 감각도 느껴지지 않습니다.

한의사: 몸의 긴장을 이완시키고 편안한 상태를 만들어보겠습니다. 준비가 되었으면 이제 손바닥을 서로 마주 보게 합니다. 지금은 어떤가요? 이전과 비교해서 느껴지는 감각이 달라졌나요?

환　자: 네, 손바닥 사이에서 약간 찌릿찌릿하면서 서로 밀어내는 것 같은 힘이 느껴집니다.

정신과 신체를 연결하는 생기를 확인하기

■ **기감 느끼기**

기를 이해하기 위해서는 우선 일상에서 경험하는 느낌들이 기의 변화임을 이해하고 확인하는 것이 필요하다. 구체적으로 '분노할 때 몸이 어떤지?', '음식을 먹다 체하게 되면 몸에서 어떤 반응이 나타나는지?'를 확인해 보는 것이다. 감정이 일어남에 따른 변화, 신체의 괴로움으로 인해 나타나는 변화가 모두 기에 영향을 주는 것이며, 이때의 느낌을 통해 정신과 신체가 연결되어 있다는 것을 이해할 수 있다.

기를 온전히 느끼기 위해서는 마음챙김이 선행되어야 한다. 지금 이 순간 자신의 몸과 마음의 현상에 마음을 두어 있는 그대로 알아차리는 것이다. 주의를 기울여 몸과 마음에 나타나는 현상들을 알아차리고 나면, 그렇게 확인된 감각 또는 경험을 훈련을 통해 의도적으로 다시 구현할 수 있게 된다. 즉, 훈련을 통해 내 몸에 흐르는 생기를 확인하고, 그것을 언제든지 활용할 수 있게 되는 것이다.

■ **기와 함께하는 명상**

이번 실습에서는 호흡명상, 이완법, 바디스캔, 정좌명상 등을 수행하면서 그때 얻을 수 있는 기를 확인해 볼 것이다. 본격적으로 기를 느끼고 확인하기 전에 내 몸과 마음을 최적의 상태로 만들어야 한다. 최적의 상태를 만들기 위해서는 우선 호흡을 통해 가장 안정된 리듬을 회복해야 하고, 이어서 이완법, 바디스캔 등을 통해 충분히 이완된 상태를 유도해야 한다. 자신의 리듬을 회복하고 충분히 이완되면, 몸과 마음이 소통하는 최적의 상태를 만들어낼 수 있다.

최적의 상태에서 나타나는 몸의 변화를 확인할 수 있을 것이다.

- 손이 따뜻해지는 것을 느껴본다. 손은 감각이 가장 뛰어난 신체 부위 가운데 하나이다.
- 두한족열을 확인한다. 가슴으로부터 시작된 상반신은 시원하고, 아랫배로부터 시작된 하반신은 따뜻하다.

최적의 상태를 만들어낸 이후에는 좀 더 적극적으로 기를 느끼고 확인해 볼 수 있다,

- 양 손바닥 사이에서 기의 감각을 느껴본다. 양 손바닥이 서로 맞닿지 않는 수준에서 간격을 좁혔다 넓혔다 반복하면서, 양 손바닥 사이의 기감이 어떻게 나타나고 변화하는지를 알아차린다.
- 양손을 포개어서 아랫배에 올려놓는다. 양손의 따뜻한 감각을 알아차리면서 양손의 기가 단전으로 스며드는 것을 느껴본다.

기와 함께하는 명상

기와 함께하는 명상은 그동안 배운 명상들과 기공 훈련을 활용하여 기의 감을 느껴 보는 훈련이다. 이 훈련은 크게 ①호흡, ②이완, ③기감 느끼기, 세 모듈로 나누어지며, 모듈당 5분씩 총 15분 동안 하도록 권장된다. 자세한 내용은 『기와 함께하는 15분 명상』(2011)을 참고할 수 있다.

1. 편안한 자세로 앉아, 준비가 되었다면 부드럽게 눈을 감는다.

호흡

2. 몇 차례 깊게 심호흡하며 내 몸과 마음을 충분히 이완시킨다. 가능하다면 들숨은 가볍게 날숨을 길게 내쉰다. 들숨에는 자연의 맑은 에너지가 들어오고, 날숨에는 몸 안의 탁한 에너지가 바깥으로 빠져나간다고 상상한다. 충분히 편안해졌다면 평상시의 자연스러운 호흡으로 돌아온다.

3. 자연스럽게 호흡하면서 들숨과 날숨의 차이를 관찰한다. 들이쉬는 호흡에 약간의 긴장감, 내쉬는 호흡에 편안한 이완을 느낄 수 있다. 한편 들이쉬는 호흡에 시원한 공기가 들어오고 내쉬는 호흡에 따뜻한 공기가 빠져나감을 느낄 수 있다. 이처럼 들숨, 날숨에 따라 변화하는 에너지의 흐름을 관찰해본다.

이완

4. 이어지는 순서에 따라 주의를 부드럽게 옮기면서 오른쪽 어깨와 팔에 남아 있는 힘을 빼준다: 오른쪽 어깨 → 위 팔뚝 → 팔꿈치 → 아래 팔뚝 → 손목 → 손바닥 → 손가락. 긴장이 풀리면서 자연스럽게 오른팔과 오른손이 무거워지는 것을 알아차릴 수 있다.

5. 이번에는 왼쪽 어깨와 팔에 남아 있는 힘을 빼준다: 왼쪽 어깨 → 위 팔뚝 → 팔

꿈치 → 아래 팔뚝 → 손목 → 손바닥 → 손가락. 긴장이 풀리면서 자연스럽게 왼팔과 왼손이 무거워지는 것을 알아차릴 수 있다.

6. 마지막으로 정수리부터 발끝까지 주의를 부드럽게 옮기면서 내 몸에 남아 있는 긴장을 풀어준다. 지금 이 순간의 편안하고 생생한 느낌에 온전히 머물러 본다,

기감 느끼기

7. 양 손바닥을 어깨너비로 마주하여 벌려본다. 자연스럽게 호흡하면서 손바닥 사이의 간격을 좁혔다 벌렸다 반복해본다. 내쉬는 호흡에 양 손바닥 사이의 간격을 10cm 정도까지 좁혀본다. 들이쉬는 호흡에 양 손바닥 사이의 간격을 다시 어깨너비로 벌려본다. 날숨에 좁히고 들숨이 넓히는 것을 반복한다.

8. 양 손바닥 사이의 간격에 따라 기의 감각이 커지고 작아지는 것을 알아차려 본다. 따뜻하거나 저릿저릿한 느낌들이 변화하는 것을 관찰할 수 있다.

9. 기감을 최대한 강하게 느껴본 후에 양손을 포개어서 아랫배에 올려놓는다. 손바닥과 아랫배 사이의 따뜻한 감각을 알아차리면서 양손의 기가 단전으로 스며드는 것을 느껴본다.

10. 명상을 마칠 시간이 되면 '이제 명상을 마치겠다….' 하는 의도와 함께 부드럽게 눈을 뜬다.

자가수련을 위한 Tip.

- 일상에서 15분이라는 시간 동안 규칙적으로 명상하는 것이 어려울 수 있다. 만약 그렇다면 모듈당 3분이나 2분, 총 9분에서 6분 정도로 짧게 해볼 수 있다. 하지만 수련 시간이 짧아지면 자신의 경험을 충분히 관찰하기 어렵다는 단점이 있다.

전문가를 위한 Tip.

- '이완' 모듈에서는 팔과 손이 묵직해지고 몸이 땅 쪽으로 가라앉는 느낌을 받을 수 있다. 이것을 이완된 느낌으로 편안하게 받아들이는 경우도 있는 반면, 지나치게 무겁고 불편하다고 호소하는 경우도 있다. 불편감을 느끼는 환자들에게는 "이제 내 팔과 손이 편안합니다."라는 추가 안내를 함으로써 과도하게 묵직한 느낌을 해소할 수 있도록 한다.
- '기감 느끼기' 모듈에서는 손바닥 사이에서 따뜻함, 저릿저릿함, 팽창되거나 밀어내는 느낌 등을 확인할 수 있다. 이러한 느낌을 기(에너지)의 경험으로 받아들 수 있도록 환자와 상담을 이어나간다.
- 기를 잘 느낄 수 있는 장소가 어딜지 이야기를 나눠본다. 몸과 마음이 어느 곳을 가면 편해지는지, 어느 곳을 가면 불편해지는지 알아본다. 그리고 몸과 마음이 편해지는 곳에서 어떤 행동을 할지 이야기를 나눠본다. 손바닥이 기를 잘 느낄 수 있는 부위임을 이해시키고, 손바닥을 통해 기를 확인하는 작업을 해보도록 교육한다.
- 자연에서 기를 느끼는 연습을 시도해본다. 새벽 시간에 떠오르는 태양, 밤이 되면서 떠오르는 달, 밀려오는 파도, 하늘로 뻗어 있는 나무, 새벽에 들리는 새소리, 잔잔한 물소리, 찬찬히 쏟아지는 비와 땅에서 나는 흙내음 등 자연에서의 경험을 기로 치환하여 온몸으로 느껴본다.

○과제

기감 확인하기

기와 함께하는 명상을 수행한 후, 어떻게 기를 경험하였는지 자유롭게 적어본다. 들숨, 날숨의 호흡관찰을 통해 에너지가 들어오고 나감을 확인할 수 있고, 내 몸의 감각이나 감정을 알아차림으로써 기의 흐름을 확인할 수 있다. 바디스캔을 통해 긴장을 풀고 이완을 경험하는 것은 기의 변화를 확인하는 또 다른 방법이 될 수 있다. 어쩌면 손바닥 사이에 흐르는 기를 느낄 수도 있다. 본인이 알아차린 경험을 솔직하고 가감 없이 적어보도록 한다. 어떠한 경험이든 그것은 기의 작용 또는 활용이며, 그 경험을 알아차리는 순간이 바로 기를 느끼고 확인하는 순간이 될 것이다.

날짜	시각	기와 함께하는 명상을 하면서 경험한 기감을 자유롭게 기술해주세요.
Ex.	Ex.	들숨, 날숨에 따라 긴장과 이완이 교차하는 것을 알아차렸다. 양쪽 어깨와 팔에 남아 있는 긴장을 풀면서 손바닥이 따뜻해지고 무거워지는 것을 느꼈다. 양 손바닥 사이에서 저릿저릿한 느낌을 알아차렸으며 호흡에 따라 간격을 좁히고 넓힘에 따라 저린 느낌이 변화하는 것도 알아차릴 수 있었다.

Chapter 6. 축기

"환경의 변화에 흔들리지 않고 스스로의 자생력을 기르기 위해 생기를 모아봅니다."

이 장에서는 축기를 이해하고, 자신의 무기력한 상태를 이해하며, 기를 모으기 위한 방법들을 논의할 것이다. 교육과 실습에서는 호흡을 통해 천기를 얻고 먹기를 통해 지기를 얻는 방법을 소개하며, 구체적으로 단전호흡과 먹기명상을 익혀볼 것이다.

■ 기를 쌓아보기

앞선 회기에서 기를 느끼는 작업을 수행한 이후에, 기에 대해 좀 더 이해할 수 있게 되었을 것이다. 기는 실제로 경험할 수 있는 현상으로 자연 속에 존재하는 것이며 나에게도 존재하는 것이다. 하지만 평소에 기에 대한 인식조차 없었다면 기를 느끼고 확인하는 것에는 분명한 제약이 있었을 것이며, 나아가 기를 나의 것으로 만드는 경험도 부족했을 것이다.

하지만 일단 기를 느끼는 작업을 통해 기를 어느 정도 이해하게 되었다면, 이제는 기를 축적하는 단계로 나아갈 수 있다. 기는 신체적인 측면과 정신적인 측면을 모두 가지고 있으며, 신체적 에너지와 정신적 에너지의 개념을 함께 포함하고 있다. 이때, 신체적 에너지를 체력이라고 하고, 정신적 에너지를 정신력이라고 한다. 에너지로서 기를 축적하게 되면, 이를 언제든지 꺼내어 활용할 수 있게 된다.

기를 축적하는 곳은 단전(丹田)이다. 단전은 기가 모이는 곳이며, 기를 기르는 곳으로 밭과 같은 역할을 한다고 볼 수 있다. 인체에는 세 군데의 단전이 있으며, 상, 중, 하의 부위로 구분된다. 상단전은 인당 부위로 정신의 기운이 모이는 곳이고, 중단전은 단중 부위로 감정의 기운이 모이는 곳이고, 하단전은 기해와 관원 부위로 신체의 기운이 모이는 곳이다. 이때 단어에서 알 수 있듯이 단전은 붉은 특성, 혹은 따뜻한 특성을 가지기 때문에, 붉은 기운, 즉, 따뜻한 느낌을 통해 단전에 기가 축적됨을 확인할 수 있다.

■ 기를 축적하는 것의 의미

신체적 기운을 축적하게 되는 곳은 하단전의 부위다. 하단전은 인체의 아랫부분에 위치하고, 결가부좌의 자세를 취하는 경우, 인체의 중심에 위치하게 된다. 이는 피라미드의 중심점에 해당하는 부위로, 마치 오뚜기에서의 중심점에 해당한다. 이곳에 중심점을 두게 되면, 외부자극으로 인해 흔들리는 상황에서도 언제든지 원래의 자세로 돌아올 수 있게 된다. 즉, 스트레스를 받아 마음이 흔들렸을 때도 다시 원 상태로 돌아올 수 있게 되고, 신체적으로 무기력하더라도 다시 원 상태로 회복할 수 있게 된다.

이처럼 기를 축적하는 것, 에너지를 축적한다는 것은 생기를 얻는 것과 같다. 생기는 내 삶을 주도적으로 이끌어나갈 수 있는 신체적, 정신적 힘이다. 생기를 얻는다는 것은 현재 하는 일에 전념할 수 있고, 또 새로운 일을 자신감 있게 추진할 수 있음을 의미한다. 즉, 생기를 가지고 있다면 어려운 상황에 부닥쳤을 때도 주저하거나 두려움이 없이 일을 할 수 있게 된다. 한편, 생기를 가지고 있다는 것은 자신의 색깔과 개성을 가지고 있음을 의미한다. 기가 축적되면서 자기화되는 과정을 밟게 되어, 자신의 개성을 명확하게 발휘할 수 있게 된다.

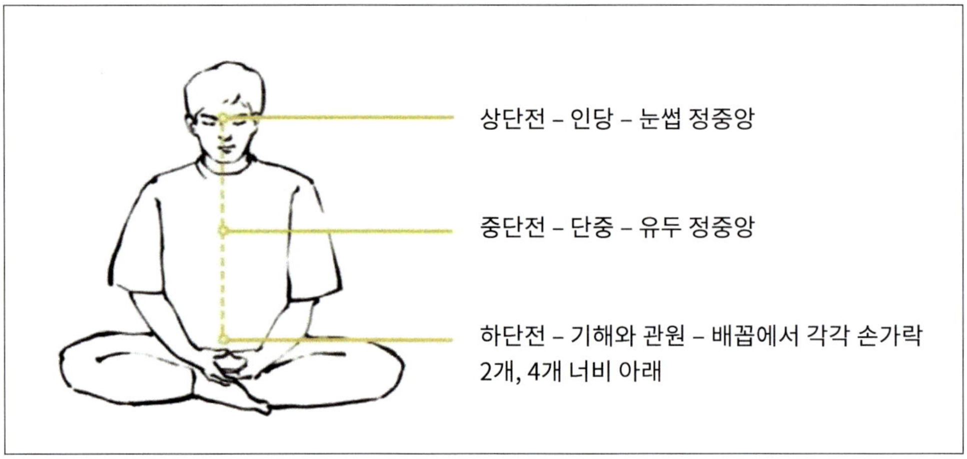

[삼단전의 위치]

에너지의 고갈을 어떻게 할 것인가?

임상 현장에서 환자들은 "기운이 없다", "처진다", "까라진다", "다운(down) 된다" 등과 같이 다양한 표현으로 기력저하를 호소한다. 우울증, 번아웃증후군, 만성피로증후군의 경우에도 무기력과 피로가 핵심 증상으로 나타난다. 이처럼 정신적, 정신적 쇠약을 호소하는 환자들을 과거 정신의학에서는 '신경쇠약'으로 진단하기도 했다.

이런 환자들이 한방의료기관에 내원하면, 한의사들은 주로 보약을 처방하여 기력을 보충하고자 한다. 하지만 반드시 한약치료가 아니더라도, 환자들이 생기(vital energy)를 회복하는 작업이 필요하다. 에너지의 고갈을 극복할 수 있는 다양한 방법에 대해 배우고 익혀서 스스로 이를 극복하는 힘을 키우는 것이 중요하다.

본 세션의 일차 목표

1. 기력 상태를 확인한다.
2. 무기력의 원인을 파악한다.
3. 기를 축적하는 방법을 소개한다.

1. 기력 확인하기

환자들이 자각적으로 느끼는 에너지 상태를 질문한다. 배터리의 충전 상태를 나타낼 때처럼 에너지가 가득 찬 상태를 100%, 에너지가 완전히 바닥난 상태를 0%라고 가정하고 현재 자신의 상태를 퍼센트로 표현하도록 한다.

만약 환자가 자신의 상태로 숫자로 표현하는 것을 어려워하면, 평소에 피로나 기력저하를 느끼는지, 그리고 그런 것들로 일상생활에 얼마나 방해를 받는지를 확인한다.

임상질문

"평소 나의 에너지는 몇 퍼센트 정도입니까?"

"기운이 빠지면 어떤 증상이 나타납니까?"

"에너지 저하로 일상생활에 지장을 받습니까?"

○ 사례 A: 화병 환자 (60대 여성)

사례 A는 5회기 상담 후에 일주일 만에 재내원하였다. 5회기 <기감 느끼기 실습 기록지>를 매일 작성해서 가지고 왔다.

한의사: 일주일 동안 꾸준히 15분 명상을 해보셨나요?

환　자: 네, 지금까지 배웠던 것들을 모두 종합해서 연습해야 했어요. 말씀하신 것처럼, 침치료를 받을 때처럼 편안해지고 치유되는 느낌이 들었습니다.

한의사: 좋습니다. 기를 느끼는 것이 잘 된다면, 이제는 기운을 쌓고 충전하는 작업을 진행해보려고 합니다. 에너지가 가득 찬 상태가 100%라면, 평소에 나는 에너지가 몇 퍼센트 정도인 것 같습니까?

환　자: 처음 치료를 시작했을 때는 20~30% 정도밖에 되지 않았는데 지금은 그래도 절반 정도는 되는 것 같아요.

○ **사례 G: 만성피로증후군 환자 (20대 여성)**

20대의 여성 환자는 사무직으로 일을 하고 있는데, 하루 종일 피곤함을 호소한다. 주말이면 온종일 방안에서 꼼짝하지 않고 쉬는데도 회복이 전혀 되지 않는다. 월요일부터 업무를 시작하지만, 수요일 정도만 되어도 탈진이 된 느낌이다. 업무 강도가 조금이라도 심한 날에는 녹초가 되어서 집에 돌아오는데, 막상 자려고 하면 도리어 잠이 더 오지 않는다. 이렇게 피곤한 날이면 갑작스럽게 힘이 쭉 빠지고, 일에 집중도 할 수가 없고, 일을 끝까지 마무리를 짓지 못하고 손에서 놔 버리는 경우가 많다. 식욕도 없어지고, 잠도 잘 못 자게 되면서 점점 더 무기력해진다. 스트레스와 신체적, 정신적 피로에 대한 관리를 받고자 한의원을 방문하게 되었다.

한의사: 기운이 없을 때 어떤 것이 가장 힘드십니까?

환　자: 무기력을 넘어서서 무력감과 자괴감까지 느끼게 됩니다.

한의사: 그것 때문에 회사에서나 집에서 지장을 많이 받으십니까?

환　자: 네, 회사에서도 업무를 제대로 할 수가 없고 집에서도 먹고, 자고, 쉬는 기본적인 일상생활이 다 엉망이 되었어요.

2. 무기력의 원인 파악하기

환자가 주관적으로 기력저하를 호소하는 경우는 두 가지이다. 첫째는 에너지의 부족에 해당하는 기허(氣虛) 상태, 둘째는 실제로는 에너지 자체가 부족한 것이 아니라 에너지가 막힌 기울(氣鬱) 상태이다. 따라서 어떤 것이 무기력의 원인인지 살펴볼 필요가 있다. 무기력을 느끼는 상황을 좀 더 자세히 문진하고, 환자로 하여금 스스로 그 둘을 구분해볼 수 있는 방법을 제시해준다.

임상질문

“무기력한 것인지, 답답한 것인지를 한번 확인해 보는 것은 어떨까요?”

“무력할 때 나타나는 증상들을 좀 더 자세히 말씀해주시겠어요?”

○ **사례 A: 화병 환자 (60대 여성)**

한의사: 힘이 빠질 때는 주로 어떻게 하시나요?

환　자: 소파에서 쉬거나 침대에 눕곤 하지요.

한의사: 무기력과 답답함은 몸에서 비슷한 증상으로 나타나기 때문에 구분하기가 어렵습니다. 무기력한 것인지, 답답한 것인지를 한번 확인해 보는 것은 어떨까요? 어느 날 힘이 빠지면 소파에서 쉬지 말고, 밖으로 나가서 걸어보시고, 피로가 더 심해지는지, 조금은 나아지는지 확인해 봅시다.

○ **사례 G: 만성피로증후군 환자 (20대 여성)**

한의사: 무력할 때 나타나는 증상들을 좀 더 자세히 말씀해주시겠어요?

환　자: 몸에 힘이 쫙 빠지고, 또 밥을 먹기가 싫어져요.

한의사: 밥을 먹기 싫은 이유는 무엇인가요? 음식을 먹으면 자꾸 체하게 되나요? 아예 식욕 자체가 없는 건가요? 아니면 밥을 먹어도 무슨 맛인지 모르겠나요?

환　자: 음식을 먹으면 자꾸 더부룩해서 부담스러워요.

한의사: 그렇다면 식욕 자체가 없다기보다는 소화기의 무기력이 문제겠네요.

3. 기를 축적하는 방법

환자가 기력저하를 호소하는 경우, 기운을 축적할 수 있는 방법을 제시하고 가능하면 일상생활을 지속할 수 있도록 동기를 부여하는 것이 중요하다. 일상에서 재미와 가치를 찾아주어야 환자들이 에너지를 회복하기 위한 노력을 지속할 수 있다. 환자의 의욕이 살아나야 에너지의 축적을 위한 구체적인 훈련도 가능해진다.

임상질문

"어떻게 하면 재미있게 일상을 보낼 수 있을까요?"
"우리는 건강을 위한 에너지를 어떻게 얻을 수 있을까요?"
"어떻게 하면 신체 에너지를 충전할 수 있을까요?"

○ **사례 A: 화병 환자 (60대 여성)**

한의사: 어떻게 하면 재미있게 일상을 보낼 수 있을까요?

환　자: 재미있는 일들을 억지로 만들어야 할까요?

한의사: 매일 규칙적으로 하는 일들에서 재미를 찾고, 또 활력을 만들어봅시다. 우리는 건강을 위해 에너지를 어떻게 얻나요?

환　자: 잠을 자고 쉬거나 먹는 것으로 에너지를 얻지요.

한의사: 맞습니다. 우리는 에너지를 얻기 위해 하루에 규칙적으로 식사를 합니다. 먹으면서 할 수 있는 명상법을 소개해드리겠습니다. 식사 시간이 기다려지고, 에너지도 더 온전히 얻을 수 있을 것입니다.

○ **사례 G: 만성피로증후군 환자 (20대 여성)**

한의사: 어떻게 하면 꾸준하게 일을 지속할 수 있을까요? 신체 에너지를 충전할 수 있는 방법을 생각해봅시다.

환　자: 어떻게 하면 될까요? 친구들은 운동을 하라고 조언하던데, 너무 피곤해서 운동은 전혀 못하겠어요.

한의사: 호흡을 활용해서 운동해보는 것은 어떠세요? 한의학에서는 하늘의 공기와 땅의 음식으로부터 에너지를 얻는다고 했는데, 한번 단전호흡이 에너지 회복에 도움이 되는지 같이 해볼까요?

자연의 기운을 인체에 축적하기

■ 기를 축적하는 두 가지 방법: 음식과 호흡

기를 모으는 작업에는 두 가지 방법이 있다. 하나는 음식을 통해 기를 모으는 작업이며, 다른 하나는 호흡을 통해 기를 모으는 작업이다. 음식을 통해 지기를 확인할 수 있으며, 호흡을 통해 천기를 확인할 수 있다. 음식으로부터 받은 에너지는 호흡을 통해 받은 에너지와 합쳐져서 전신으로 공급된다. 이처럼 기는 지기와 천기, 또는 신체적 에너지와 정신적 에너지, 두 가지로 설명이 되지만, 결국에 이 두 가지는 서로 융합이 되는 것으로 이해할 수 있다.

음식을 통한 에너지의 공급은 임상 현장에서는 한약을 통해 달성할 수 있으며. 일상에서는 자가 양생법으로써 먹기 명상을 활용할 수 있다. 먹기명상은 음식을 먹는다는 행위 자체에만 온전히 주의를 기울이는 훈련이다. 먹기 명상을 통해 먹는다는 행위의 본질적인 가치를 이해하고, 나아가 음식물이 내 몸에 들어와 에너지원으로써 흡수되는 과정을 온전히 느껴볼 수 있을 것이다.

호흡을 통한 에너지의 공급은 단전호흡을 통해 달성할 수 있다. 호흡은 일상에서 습관적으로 이루어지는 생명 활동이지만 호흡을 통해 에너지를 원활히 공급받기 위해서는 별도의 시간을 내어 적극적으로 연습할 필요가 있다. 쉽게는 단전호흡을 시행할 때, 단전에 뜸을 뜨면서 단전의 따뜻한 기운을 느끼고, 이후에 단전호흡을 연습하면서 단전의 따뜻한 기운을 다시 확인하는 방법이 있다. 이처럼 정신의 기운은 약물이 아닌 다른 방법을 통해 확보해야 한다.

호흡과 먹기를 활용한 축기

1. 단전호흡

단전호흡은 단전에 에너지를 모으는 호흡법으로 단전에 이르는 깊은 호흡을 수행하는 것이다. 단전호흡은 복식호흡에 단전이라는 부위를 설정한 후 단전에 에너지를 모으는 호흡법으로 호흡과 함께 의념을 담는다.

1. 깊은 호흡을 연습해 본다. 호흡을 규칙적으로, 부드럽게, 느리게 하는 것에 더해 깊은 호흡을 한다. 숨을 들이마실 때 호흡을 충분히 하여 배가 부풀어 오르고, 숨을 내쉴 때 공기를 충분히 밖으로 내보내면서 배가 가라앉는 것을 확인한다.

2. 호흡할 때 복근이 작동하는 것을 알고 난 이후에 호흡에 따른 복근의 활동을 적극적으로 활용해 본다. 숨을 내쉬면서 배를 최대한 가라앉도록 한다. 이때 입으로 숨을 내쉬면서 공기가 충분히 빠져나가도록 한다. 이후에 코로 숨을 들이마시면서 자연스럽게 공기가 아래쪽으로 내려와 배가 부풀어 오르는 것을 확인한다. 숨을 들이마실 때 자신이 들이마실 수 있는 양을 충분히 들이마시면서 자신의 호흡 정도를 확인한다.

3. 위의 방법을 따라 반복적으로 호흡하면서 자신에게 맞는 호흡의 양을 확인한다. 이 정도의 호흡량을 유지할 수 있는 상태에서 자연스럽게 호흡을 이어간다.

4. 단전의 위치를 확인한다. 배꼽에서 손가락 2~4개 너비 정도의 아래에 위치한 기해와 관원혈을 기준으로 꼬리뼈와 만나는 가운데 지점을 하단전으로 설정한다. 호흡을 통해 얻은 기운을 하단전에 담아낸다고 생각을 해본다. 하단전에 생각을 집중하여 에너지가 의념에 따라 하단전으로 가는 것을 상상해본다.

5. 아랫배까지 충분히 들이마신 공기를 단전에 에너지로 전달하는 호흡을 반복한다. 숨을 들이마시고 잠시 숨을 멈추면서 들이마신 공기를 확인하고, 숨을 내쉬면서 단전에 호흡의 기운이 응축되는 것을 확인한다.

6. 단전호흡을 하면서 단전에서 느껴지는 감각을 확인한다. 단전에는 에너지가 모이고, 에너지는 자연스럽게 열을 발생시키기 때문에, 호흡을 진행하면서 따뜻한 느낌을 확인한다. 나아가 축적된 기운이 단단해지는 것을 확인한다. 연습을 계속하면서 단단하고 따뜻한 기운의 덩어리인 단을 만들어나간다.

7. 단전호흡을 마칠 시간이 되면, 평소의 복식호흡으로, 이어서 가슴을 여는 흉식호흡으로 돌아온다. 의도적으로 한숨을 길게 내쉬고, 이후에는 평소의 자연스러운 호흡으로 돌아온다.

자가수련을 위한 Tip.

- 깊은 호흡을 연습하기 위해 복부의 근육이 작동하는 것을 손으로 직접 느껴볼 수 있다. 예를 들어, 양손을 아랫배에 두고 호흡을 해본다. 들숨에 배가 부풀어 오르고, 날숨에 배가 가라앉는 것을 관찰할 수 있을 것이다.
- 단전호흡을 할 때 깊은 호흡을 유지하기 위해서는 자신에게 편안한 리듬을 찾아가는 것이 중요하다. 아무리 길고, 느린 호흡일지라도 불편하게 느껴진다면 깊은 호흡을 유지하기 어렵다. 따라서 자신에게 편안하게 느껴질 정도의 깊고, 부드럽고, 느린 호흡을 찾아가는 것이 필요하다.

전문가를 위한 Tip.

- 단전호흡할 때는 공기가 들어오고 나감에 따라 아랫배가 부풀어 오르고 가라앉는 것이 자연스러워야 한다. 하지만 어떤 사람들은 숨이 아랫배까지 내려오도록 충분히 공기를 들이마시는 것에 불편함과 답답함을 호소하기도 한다. 수련하는 동안에 허리나 등, 어깨가 굽게 되면 숨이 아랫배까지 내려오기 어려우며, 윗배나 가슴에서 숨이 가로막힐 수 있다. 이때 허리와 등, 어깨를 바르게 펴는 상태를 만들면 숨이 들어오고 나가는 것이 한결 수월해질 수 있다. 단, 과도하게 상체를 펴서 긴장하지 않도록 주의해야 한다. 자연스럽게 단전호흡을 하기 위해서는 몸과 마음의 편안한 이완이 전제되어야 하기 때문이다.
- 침 치료를 시행하고 있는 동안 단전 부위에 뜸을 놓고 이곳의 느낌을 관찰하도록 함으로써 자연스럽게 단전호흡이 되도록 연습시킨다. 단전 부위에 동전 크기의 스티커를 붙이고 이곳에 생각을 모으도록 연습을 할 수도 있다.
- 단전호흡이 잘되는 경우에는 주천(周天)의 방법으로 기의 움직임을 확인해 본다. 한 호흡을 하는 동안 숨을 마시면서 백회를 지나서 척추를 따라 아래로 내려와서 단전까지 이르도록 하고, 내쉬면서 아랫배와 가슴을 지나 코로 빠져나가도록 한다.

2. 먹기 명상

먹기 명상은 음식의 모양과 색깔, 질감, 맛과 향 등을 알아차리면서 음식을 먹는다는 행위 자체에만 온전히 주의를 기울이는 훈련이다. 먹기 명상을 시작하기 전에 한입에 넣을 수 있는 크기의 음식을 미리 준비한다. 준비해야 하는 음식의 종류에는 제한이 없다. 지금 이 순간 자신이 먹고 싶은 음식을 자유롭게 선택해서 준비한다. 계절과일이나 말린 음식, 채소, 견과류, 과자 등 지금 내 몸과 마음이 원하는 음식을 세 알 정도 자유롭게 준비한다.

우리는 음식을 먹음으로써 외부의 에너지를 몸에 축적하고, 축적한 에너지를 생명유지를 위해 소비한다. 음식을 먹지 않고 살아갈 수 있는 사람은 아무도 없으며, 이는 살아있는 모든 존재에게 동등하게 적용된다. 이처럼 먹기는 가장 중요한 생명 유지 활동이지만, 우리는 종종 먹기의 의미를 잊고 살아간다. 식사하는 순간에도 지금 내 눈앞에 놓여있는 음식에 주의를 기울이기보다는 과거나 미래를 떠올리곤 한다. 또는 일이나 텔레비전과 같은 것에 정신이 빼앗긴 상태로 음식을 먹기도 한다. 그 결과, 음식의 맛을 제대로 느끼지 못하고, 심지어 자신이 무엇을 먹고 있는지조차 잊어버리곤 한다. 먹기 명상은 음식을 먹는다는 행위 자체에만 온전히 주의를 기울이는 훈련이다. 이 명상을 통해 먹는다는 행위의 본질적인 가치를 이해하게 될 것이다.

1. 준비가 되었다면 미리 준비한 음식 세 알 중 하나를 마음속으로 선택해본다. 그러고 나서 선택한 음식 한 알을 손으로 집어서 반대편 손바닥 위에 올려놓는다. 손바닥 위에 올려진 음식의 무게감을 잠시 느껴본다.

2. 손바닥 위에 올려진 음식의 모양과 색깔, 질감을 관찰해본다. 필요하다면 음식을 손가락으로 집어서 돌려보기도 하고 눈앞으로 가져와 보기도 한다. 불빛이 있다면 음식을 비춰보기도 한다. 음식을 코로 가져와 어떤 냄새가 나는지 맡아볼 수도 있으며, 귀 가까이에 가져와 손으로 비벼보면서 소리를 들어볼 수도 있다.

3. 이번에는 음식을 씹거나 삼키지는 말고, 입 안에만 넣어본다. 음식을 입 안에 넣는 것만으로 입 안에서 어떤 변화가 일어나는지 알아차린다.

4. 다음으로 음식을 삼키지는 말고, 천천히 씹기만 한다. 음식의 맛을 느껴보고, 맛

에 따라서 몸과 마음이 어떻게 변화하는지를 알아차려본다.

5. 입 안에 침이 고이면서 음식이 잘게 잘려 죽처럼 되었을 때, 몸에서 어떤 변화가 일어나는지 알아차린다. 음식을 삼키고 싶은 강렬한 욕구가 일어날 수 있다. 어쩌면 자기도 모르게 음식을 조금 삼켰을 수도 있다. 그렇다 해도 음식을 최대한 삼키지 않고 계속 씹기만 한다.

6. 이제 음식을 삼키겠다는 의도를 세우고, 천천히 삼킨다. 음식이 목 뒤로 넘어가 식도를 타고 위에까지 이르는 과정을 느낀다. 잘게 잘린 음식이 영양분이 되어 내 몸에 흡수되는 것을 느껴본다.

7. 준비해놓은 나머지 음식을 가지고 먹기 명상을 계속한다. 각자의 방식과 속도에 맞춰 자유롭게 그리고 충분히 음식을 관찰해본다. 마지막에는 음식을 삼키면서 그것이 내 몸의 에너지로 저장되어가는 과정을 알아차린다.

8. 미리 준비해놓은 음식을 모두 먹었다면, '이제 먹기 명상을 마치겠다….' 하는 의도를 세워본다. 준비되었다면 부드럽게 일상으로 돌아온다.

자가수련을 위한 Tip.

- 평상시 식사를 할 때 먹기 명상을 적용할 수 있다. 식사를 시작하고 처음 한 입을 먹을 때만 먹기 명상을 해보겠다고 의도를 세워볼 수 있다. 시간과 장소의 제약이 없고 혼자서 식사를 한다면 한 끼 식사 전부를 먹기 명상 해보는 것도 가능할 것이다.
- 차나 커피와 같이 마실 것을 활용하여 먹기 명상을 해볼 수 있다. 차나 커피의 맛과 향을 느껴보고, 그것들이 내 몸에 어떻게 흡수되어 에너지로 활용되는지 알아차릴 수 있다.

전문가를 위한 Tip.

- 한약은 약물마다 기미가 다르다. 한약재 가운데 기미가 명확하게 다른 것으로 먹기명상을 연습한다. 한약 가운데 시거나 쓴 맛의 약재를 활용하여 입에 침이 고이도록 하면 먹기명상을 연습하는 데에 도움이 된다. 생맥산과 같은 약을 활용할 수 있는데 입에서의 반응뿐만 아니라 복용하고 나서의 효과 역시 확인해 보도록 한다.
- 오미자와 같이 맛이 다양한 한약재를 활용하여 맛에 대한 감각의 능력을 향상시킨다. 각각의 맛에 이름을 붙여보고, 구분해 본다. 또 각각의 약재가 가지고 있는 기운과 맛[四氣五味]에 따른 몸의 변화를 알아본다. 따뜻한 기운을 느낄 수 있는 인삼이나 시원한 기운을 느낄 수 있는 박하, 매운맛을 느낄 수 있는 계피, 단맛을 느낄 수 있는 용안육 같은 약재를 활용해본다.
- 환자의 식습관을 개선하기 위한 방법으로도 먹기명상을 활용할 수 있다. 평소에 음식을 충분히 씹고 있는지 아니면 빠르게 삼키고 있는지, 자신이 좋아하는 음식만 편식하고 있지는 않은지, 배가 충분히 찼는데도 습관적으로 먹고 있지는 않은지, 반대로 배가 고픈데도 식사를 미루고 있지는 않은지 등 먹기명상을 통해 환자 자신의 평소 식습관을 이해하도록 도울 수 있다.

기운 축적하기

1. 단전호흡

단전호흡을 마치고 나서 어떤 것을 경험하였는지 자유롭게 적어본다. 단전호흡을 하는 동안 아랫배에서 어떤 경험이 느껴지는지 알아차릴 수 있다. 아랫배에서 따뜻하거나 단단한 느낌 등을 알아차릴 수 있다. 이 외에도 다양한 경험을 자유롭게 기술할 수 있다. 본인이 알아차린 경험을 솔직하고 가감 없이 적어보도록 한다.

날짜	시각	단전호흡을 하면서 알아차린 경험을 경험 부위와 함께 자유롭게 기술해주세요.
Ex.	Ex.	들숨, 날숨에 따라 아랫배가 부풀어 오르고 가라앉는 것을 느꼈다. 의도를 세우고 호흡할 때마다 들어오는 에너지가 단전으로 스며드는 것을 상상하였다. 편안해지면서 점점 아랫배가 따뜻해지고 무거워지는 느낌을 알아차렸다. 그러다가 나중에는 아랫배가 단단해지는 것처럼 느껴졌다.

2. 먹기 명상

먹기 명상을 마치고 나서 어떤 것을 경험하였는지 자유롭게 적어본다. 음식의 모양이나 색깔, 질감에 대해 알아차린 것을 적어볼 수 있다. 또는 음식의 맛과 향에 대해 알아차린 것을 적어볼 수 있다. 어쩌면 음식을 씹고 삼키는 과정에서 어떤 생각이나 욕구, 느낌을 알아차렸을 수 있다. 이 외에도 다양한 경험을 자유롭게 기술할 수 있다. 본인이 알아차린 경험을 솔직하고 가감 없이 적어보도록 한다.

날짜	시각	어떤 음식으로 먹기 명상을 하였습니까? (복수 응답 가능)	먹기 명상을 하는 동안 알아차린 경험을 자유롭게 기술해주세요.
Ex.	Ex.	건포도	보는 방향에 따라 색깔이 다름. 쭈글쭈글하고 끈적한 감촉. 달달하면서도 시큼한 맛과 향. 씹었을 때 건포도를 삼키고 싶은 욕구를 참기 어려움. 잘게 썰린 건포도 알갱이가 침과 섞여 목으로 넘어갈 때의 편안함.

Chapter 7. 행기

"자신의 고통과 불편함을 해결하기 위해 느끼고 모아놓은 기를 적극적으로 활용하고 자기 치유를 경험해 봅니다."

이 장에서는 기를 활용한다는 것의 의미를 소개하고, 이어서 막힌 기운을 소통시키고 원하는 신체 부위로 기를 전달하는 방법에 대해 논의할 것이다. 교육과 실습에서는 기를 활용하고 조절하기 위한 대표적인 수련 방법으로 행기 수련을 익혀볼 것이다.

■ 기를 활용하는 작업

행기는 감기와 축기에 이어서 진행되는 기의 활용이다. 우선은 기를 느끼는 작업을 명확하게 하여, 어떤 상황에서 기를 제대로 느낄 수 있는지 이해해야 한다. 예를 들어, 명상할 때 기를 마음챙김의 대상으로 삼을 수 있을 것이다. 이후에는 기를 축적할 수 있어야 한다. 일반적으로 단전호흡을 통해 하단전에 기를 축적하지만, 소주천을 활용하여 중단전이나 상단전에도 기를 축적할 수 있다. 이렇게 축적된 기는 움직임을 통해 전신의 기운을 순환시키는 데 기여하고, 때로는 특정 목적을 위해 활용할 수 있다.

기를 느끼고, 기를 축적한다고 해서 모든 것이 해결되는 것은 아니다. 축적된 기가 그대로 단전에 머물러 있게 되면 도리어 문제가 될 수 있다. 기는 기본적으로 파동이라는 역동성을 갖기 때문에, 기를 활용한다는 것은 특정한 목적을 위해 현재 가지고 있는 기를 사용하는 것과 더불어 기 자체의 운동성을 확보하는 작업이라 할 수 있다.

기의 활용은 기의 순환을 기본으로 한다. 그런데 기의 순환은 운동성을 포함하기 때문에 호흡과 같이 반복되는 행동을 이용하면 쉽게 기를 활용할 수 있다. 그래서 기를 활용할 때는 호흡과 함께 하는 경우가 많다. 가장 기본이 되는 기의 순환은 주천(周天)의 방법이 있다. 주천이란 천체가 하늘을 한 바퀴 도는 것을 의미하는 것으로, 우리 몸에서의 기의 흐름을 별들의 운행에 빗대어 표현한 것이다. 주천을 수련하는 초기에는 호흡을 하며 의식적인 노력을 기울여 기를 확인하면서 따라간다. 소주천, 대주천, 전신주천과 같은 방법으로 발전한다. 소주천이란 임맥과 독맥을 기준으로 기를 소통시키는 것이며, 대주천 또는 전신주천은 외부의 기운과 인체 사이에 기를 소통시키는 것이다.

기를 인지하는 방법 가운데, 임상에서 쉽게 접근하기 위해 손으로 기를 느끼는 작업을 주로 활용한다. 손을 움직이지 않은 상태로 내버려 두는 것보다는 손을 움직이면서 흐름을 더욱 명확하게 인지하는 것이 필요하다. 이때 기의 흐름을 단순히 인지하는 것이 아니라 의도적으로 기의 감각을 조정하는 수준에 이르게 되었을 때, 비로소 특정 목적을 위해 스스로 기를 활용할 수 있게 될 것이다.

손바닥 사이에서 기를 느끼는 작업이 동작으로 이어질 때, 그것을 행공(行功), 동공(動功)이라 부르며 그 대표적인 예시가 태극권이라 할 수 있다. 태극권의 손동작을 보면, 양 손바닥은 처음부터 끝까지 대부분 서로 마주 보면서 움직인다. 태극권을 할 때는 기를 움직이기 전에 기를 느끼는 것부터 시작한다. 기를 느끼는 작업이 선행된 이후에야 기를 강화할 수 있고, 비로소 특정 목적으로 활용할 수 있다. 목적에 따라서는 양 손바닥이 서로 마주 보는 것을 벗어나 각자의 목적으로 따라 한 손바닥을 밀거나 당기는 동작을 취하게 된다. 그러한 동작을 통해 기를 자신이 원하는 곳으로 보내는 작업을 시작하는 것이다. 하체는 철저하게 안정된 자세를 취하면서 상체의 기는 계속해서 활동시키고, 이러한 활동의 종착지를 손바닥에 두어 목적에 맞게 활용할 수 있다. 예를 들어, 따뜻한 마음을 전달하기 위해 아픈 사람에게 치료의 손길을 보내거나 자신의 고통을 완화하기 위해 불편한 부위를 부드럽게 마사지할 수도 있다. 즉, 기를 통해 자신에게 혹은 타인에게 도움을 줄 수 있게 되는 것이다.

기를 어떻게 활용할 것인가?

정신적 고통은 기의 흐름을 방해하는데, 기의 소통이 원활하지 않으면 통증이 발생하거나 말단 부위에 에너지가 부족한 증상이 나타난다. 감기와 축기 훈련을 통해 에너지를 활용할 수 있는 준비가 되었다면, 이제 본격적으로 기를 활용하는 방법에 대해서 한의학 상담을 진행한다.

본 세션의 일차 목표

1. 답답하고 막힌 기운을 소통시킨다.
2. 신체 말단까지 힘과 에너지를 전달한다.
3. 기를 활용하는 방법을 소개한다.

1. 기운의 소통

특별히 기질적 문제가 없음에도 불구하고 스트레스에 오래 노출된 환자들은, 신체 여러 부위에서 다양한 양상의 통증을 호소한다. 한의학에서는 이러한 현상을 "불통즉통(不通則痛)"이라고 하고 기운을 소통시켜야 아프지 않다고 하며 "통즉불통(通則不痛)"을 해결책으로 제시한다. 신체 통증은 운동 제한, 활동량 저하로 이어지기 때문에 악순환에 빠지게 될 가능성이 크다. 따라서, 유병기간이 오래되었거나 신체화된 문제를 가지고 내원한 환자들은 통증을 관리하고 기운을 소통시키기 위해 기를 활용해야 한다.

임상질문

"소통이 되지 않아 막혀있는 부위에서 통증이 느껴집니까?"

"답답하고 막힌 기운을 어떻게 해야 할까요?"

○ **사례 A: 화병 환자 (60대 여성)**

사례 A는 6회기 상담 후에 일주일 만에 재내원하였다. 6회기의 단전호흡과 먹기 명상 실습 기록지를 매일 작성해서 가지고 왔다.

한의사: 일주일 동안 단전호흡과 먹기 명상을 충분히 훈련해보셨나요?

환　자: 네, 단전호흡과 먹기 명상을 규칙적으로 하면서 일주일을 잘 보냈습니다. 활력과 기운이 보충되는 느낌을 받았습니다.

한의사: 좋습니다. 가슴 부위의 답답함과 통증은 어떠신가요?

환　자: 한의학 상담을 함께 하면서 많이 줄어들었습니다.

한의사: 이제 막바지 작업을 함께 해보겠습니다. 가슴에 머물러 있는 답답하고 막힌 기운을 어떻게 해야 좋을까요?

환　자: 할 수만 있다면 막힌 기운을 풀어서 내려가게 하고 싶습니다.

한의사: 맞습니다. 만약 산 정상에 올라가서 '야호' 하고 실컷 소리치고 나면 가슴이 답답한 게 어떻게 될까요?

환　자: 가슴이 뻥 뚫리는 시원한 느낌이 들 거예요.

한의사: 네, 그렇게 기운을 소통시켜줄 수 있는 훈련을 함께 해보겠습니다.

○ **사례 H: 노인성 우울증 환자 (70대 남성)**

70대의 남성 환자는 열정적으로 일을 하던 대기업 임원이었다. 퇴직을 하고 나서 1년 전에는 요추 추간판탈출증(소위 '디스크')을 진단받고 나서 큰 수술도 한 차례 받았다. 수술을 받은 뒤로 활동을 줄이고 조심스럽게 지내다 보니 이제는 좋아하는 등산도 하지 않고 집 안에서만 지내는 일이 많아졌다. 팔과 다리의 근육도 많이 줄어들었고, 아내 외에는 대화할 사람도 없다. 아내도 나이가 들어 여기저기 아프기 시작해서, 함께 병원을 다니는 것이 대부분의 일과이다. 그러다 1달 전부터 이상하게 아무것도 먹고 싶지 않고 몸 구석구석이 아프기 시작하며 밤에도 숙면을 취하지 못하는 날들이 계속되고 있다. 개선이 없이 점점 나빠지기만 하는 것 같아 이러다가 죽는 것이 아닐까 두렵기도 하고, 한편으로는 그냥 잠든 채로 영영 눈을 뜨지 않았으면 하는 생각이 들기도 한다.

한의사: 기운이 제대로 통하지 않아서 어딘가 아프고 불편한 곳이 많다고 느껴지십니까?

환　자: 네, 뒷목이 뭉쳐서 돌덩어리가 얹혀있는 것처럼 아프고 관절 마디마디가 쑤시고 아픕니다. 1년 전에 허리 수술을 받기는 했지만, X-ray나 MRI에서 다른 곳이 큰 문제가 있지는 않다고 하는데 너무나 괴롭습니다.

한의사: 스트레칭을 하거나 안마를 해주면 통증이 잠깐이나마 줄어드나요?

환　자: 네, 손으로 두드리거나 주물러 주면 조금 낫지요. 그런데 집에 아내와 저 단 둘 뿐인데, 아내도 많이 아파서 아내에게 계속 부탁할 수가 없거든요. 혼자 이러지도 저러지도 못하고 끙끙 앓을 때가 많습니다.

한의사: 다른 사람에게 부탁하지 않고도, 혼자서 기운을 소통시키고 통증을 완화시킬 수 있는 방법을 찾아봅시다.

2. 힘과 에너지를 전달하기

기의 순환이 제대로 이루어지지 않을 때, 사지말단에서 냉증(冷症)이나 위약감이 나타나는 경우가 많다. 기가 전신에 잘 소통이 될 수 있어야 이러한 증상이 개선된다. 특히 기가 부족한 경우에는 축기 과정을 충분히 하고 난 이후에 행기 훈련을 통해 건강한 에너지를 전신에 보낼 수 있도록 한다.

임상질문

"순환이 되지 않아 손발이 차갑습니까?"
"팔다리에 힘을 제대로 줄 수가 없습니까?"
"에너지를 순환시키려면 어떻게 해야 할까요?"

○ **사례 A: 화병 환자 (60대 여성)**

한의사: 혹시 순환이 되지 않아서 손발이 차가운 증상은 없으신가요?

환　자: 그런 증상이 있습니다. 얼굴과 가슴으로 열이 치받쳐 올라올 때도 이상하게 손발은 항상 차갑더라고요.

한의사: 그럴 때 따뜻한 물로 반신욕을 하면 어떤가요?

환　자: 반신욕을 하면 혈액이 골고루 순환이 되면서 확실히 손발이 따뜻해지죠.

한의사: 혈액순환을 촉진시키듯, 우리 몸의 기도 순환시킬 수 있을까요?

○ **사례 H: 노인성 우울증 환자 (70대 남성)**

한의사: 근력이 많이 떨어졌다고 하셨는데, 팔다리에 힘을 제대로 줄 수가 없습니까?

환　자: 네, 조금만 걸으면 다리가 후들거려요.

한의사: 근육이 약해졌더라도 기운을 모아서 다리에 힘을 보낼 수 있는 방법을 알려드리겠습니다.

3. 기를 활용하는 방법

통증이나 순환 저하와 같이 기운의 순환과 교류에 문제가 있는 경우에는 기를 적극적으로 활용할 필요가 있다. 마치 혈액이 혈관을 따라 순환하듯, 기가 우리 몸 끝까지 전달되고 이동하는 장면을 머릿속으로 그려본다. 행기 훈련을 할 때는 실제로 몸을 움직이는 방법이 효과적이다.

임상질문

"기를 손끝까지 보낼 수 있습니까?"

"내가 원하는 곳으로 기를 원하는 만큼 보낼 수 있습니까?"

○ **사례 A: 화병 환자 (60대 여성)**

한의사: 기를 느낄 수 있도록 준비 작업을 합니다. 그리고 에너지를 아랫배 단전에 축적합니다. 기운이 단전으로 모여 아랫배가 따뜻해진 것이 느껴지십니까?

환　자: 네, 아랫배가 따뜻하고 또 단단하게 꽉 찬 것 같은 느낌이 듭니다.

한의사: 이제 단전에서 손끝으로 기를 보냅니다. 기를 손끝까지 이동시킬 수 있습니까?

○ **사례 H: 노인성 우울증 환자 (70대 남성)**

한의사: 바른 자세로 서서 지면과 접촉하고 있는 두 발에 집중합니다. 그리고 기운을 아래로 가라앉힌다고 상상해봅니다. 두 다리에 단단하게 힘이 모이는 것을 확인합니다. 변화를 느낄 수 있습니까?

환　자: 네, 다리에 힘이 느껴집니다.

한의사: 이제 천천히 걸어보겠습니다. 한 걸음, 한 걸음 이동할 때마다 허벅지의 단단한 에너지를 발끝까지 전달해보세요.

기를 활용하여 타인 및 자연과 교류하기

■ 시작하기 전에…

행기를 하기 위해서는 감기가 명확해야 한다. 처음에는 감기를 위해 많은 시간이 소요되며, 그만큼 감기는 행기를 위한 사전 준비로서 중요한 요소라고 볼 수 있다. 감기를 위해서는 최적의 상태를 만들어내야 하며, 이를 위해 호흡과 이완을 활용한다. 이후에 마음챙김을 통해 기를 느끼는 작업이 원활해졌다면, 짧은 시간에 기를 느끼는 작업이 가능할 것이다.

다음으로 축기가 이루어져야 행기를 원활하게 수행할 수 있다. 축기를 위해서는 단전호흡이나 마보참장공(馬步站椿功) 등을 활용할 수 있다. 참장공에서 참(站)은 '우두커니 설 참', 장(椿)은 '말뚝 장'으로 말뚝처럼 서서 하는 수련이라는 뜻인데, 그중에서도 마보참장공이란 말을 타는 자세(기마자세)를 취하고 참장공을 연습하는 방법을 말한다. 이러한 축기를 통해 기의 감각을 강화하고 내 몸의 활력을 충분히 쌓게 되면, 행기는 그만큼 자연스러워지고 원활해질 것이다.

■ 행기

동공 자세의 특징은 무릎을 굽힌 상태에서 동작을 이어가는데, 이는 축기를 기본으로 하고 있음을 의미한다. 하체가 안정된 상태가 되면 상체의 움직임은 자유스러워진다. 자유스러워진 상태에서 손동작이 중요하다. 손바닥은 서로 마주하면서 기를 지속적으로 확인하는 동작이 이어진다. 그리고 서로 마주보는 손동작에서 목적으로 가진 동작으로 이어간다. 한쪽 손바닥으로 기를 보내어 이를 밖으로 방출하는 것이다. 기의 방출은 목적을 갖는다. 따뜻한 마음을 전달하기 위해 상대방에서 기를 보내기도 한다. 때로는 자신의 고통을 완화하기 위해 활용하게 되는데, 불편한 곳이 있다면 그곳에 가볍게 터치를 하는 방법으로 응용할 수 있다.

이번에 배워볼 행기 수련은 크게 시작(기세와 마보참장) - 조기(조화와 균형을 도모하는 동작) - 행기(순환과 교류를 도모하는 동작) - 마무리(수세), 네 가지 단계로 구성

된다.

- 행기 수련은 안정되게 서 있는 자세에서 시작한다. 발바닥을 땅에 대고, 다리를 어깨 넓이로 벌려 안정된 자체를 취한다. 안정된 자세를 1~2분 정도 유지하면서 동공에 대한 기초를 다진다. 안정을 확인한 후 양 손바닥을 땅과 수직이 된 상태로 끌어 올리고, 이후 다리를 굽히는 동작과 함께 자연스럽게 마보참장의 자세가 되도록 한다. 마보참장은 소림내경일지선의 기초공법인 "축기공(築基功)"이다. 즉, 다리를 단련하는 것이 본 기공의 기초로서 움직이지 않고 오래 있을 수 있는 것이 장수한다는 자연의 법칙에서 비롯되었다. 동물 중에는 말이 항상 서 있으면서도 지치지 않아 말의 자세를 응용하였다. 이 공법은 동공의 기본자세로서 하체가 튼튼해야 모든 자세가 자연스럽게 이루어질 수 있다는 의미를 담고 있다.

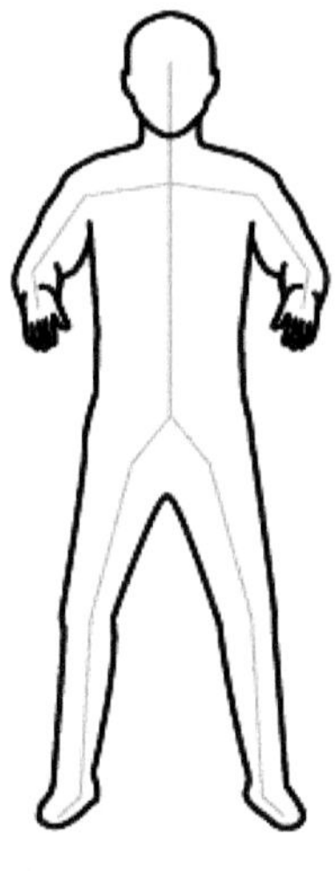

마보참장공 1

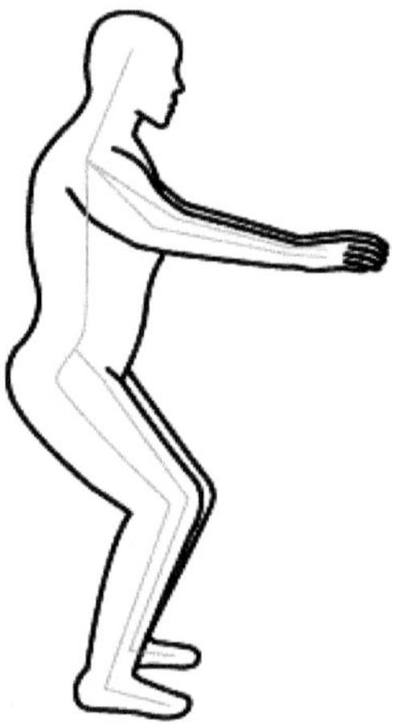

마보참잠공 2

• 음과 양을 조화롭게 만들기 위해 양 손바닥을 서로 마주하게 두면서 동작을 한다. 양 손바닥을 상하와 좌우로 벌렸다 좁혔다 하거나, 손바닥의 위치를 바꿔가면서 동작을 반복하다 보면 손바닥 사이의 기감을 더욱 강하게 만들 뿐 아니라 의도적으로 기의 강도를 조절할 수 있다. 조기공(調氣功)은 마보참장의 기초 위에서 진행하는 단련자세로서 마보참장을 통해 길러진 기를 가공하고 뽑아내는 공법이다. 이 동작은 마보참장으로 축적된 기를 이용하여 체외의 기를 인체 내로 받아들이거나 체내의 기를 인체 밖으로 내보내어 자연과 기를 교류하도록 도우며, 긴장과 이완을 반복하고 동과 정을 결합하여 인체의 기혈 순환이 조화를 이루도록 만든다.

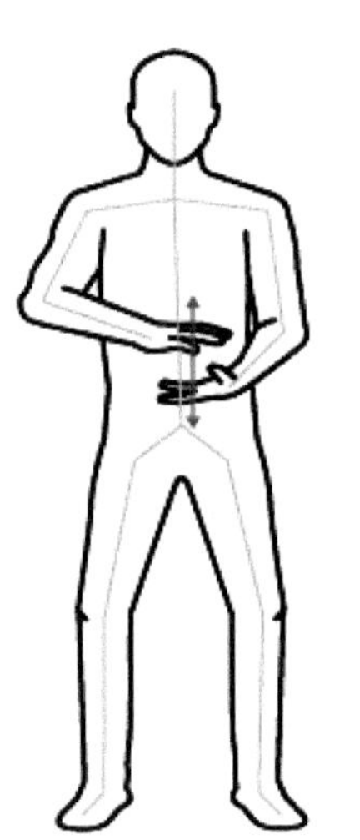

조기공 1

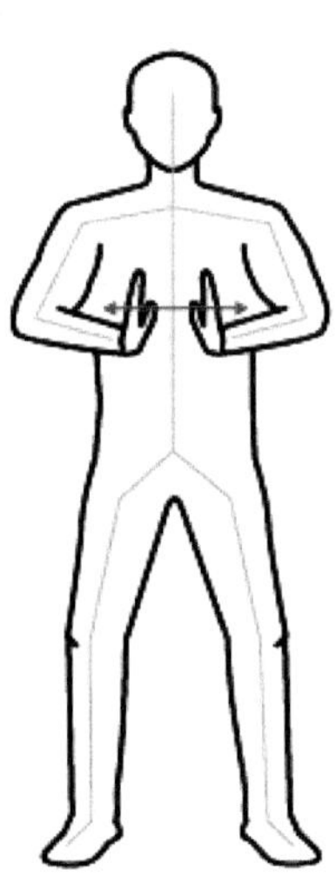

조기공 2

• 기감을 충분히 느끼고, 강화하고, 의도대로 만들어 낼 수 있게 되면, 이제 기를 활용할 수 있게 된다. 자연과 교류하기 위해 기를 밖으로 내보내는 자세와 안으로 거둬들이는 자세를 실행한다. 기를 전신으로 순행하기 위해 양팔을 뻗거나 회전시킨다. 양팔을 같이 뻗기도 하고, 각 팔을 따로 뻗기도 하면서 스스로 의도한 대로 기를 활용해 본다. 행공(行功)은 감기와 축기의 작업을 통해 얻은 기를 자신의 의도대로 활용하기 위한 공법이다. 자연과의 교류를 목적으로, 인체 내의 순환을 강화하기 위한 목적으로, 혹은 자신이 원하는 방향으로 의도적으로 기를 전달하기 위해 행공을 실행한다. 불통(不通)한 부위에 기를 전달함으로써 소통을 이루도록 하여 통증 등의 증상을 개선하기 위해 활용될 수 있다.

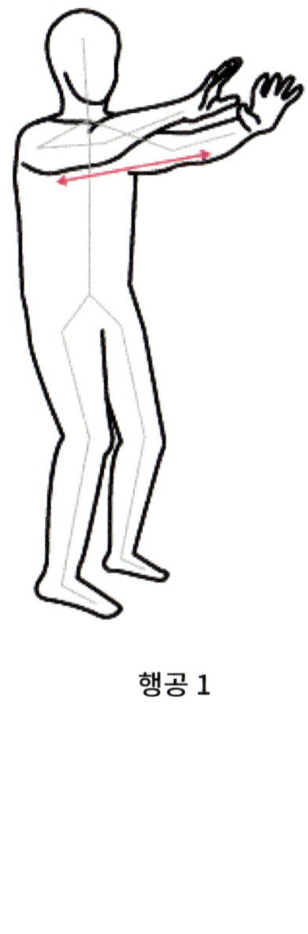

행공 1

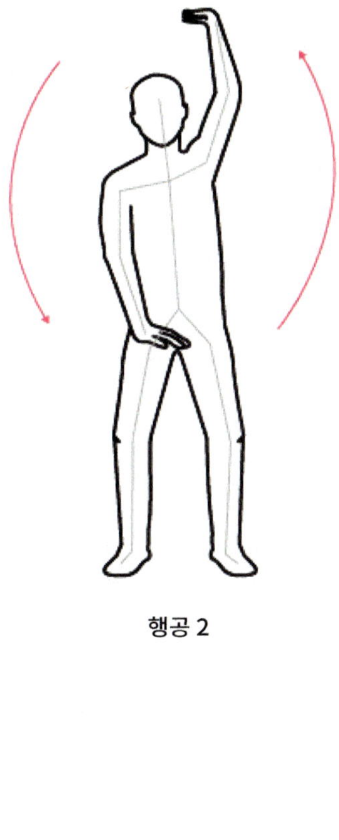

행공 2

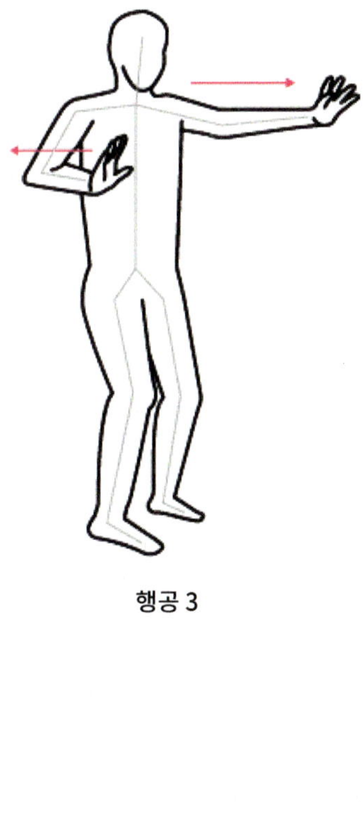

행공 3

• 수세(收勢)는 동공을 마무리하는 작업으로 기를 다시 안정된 상태로 돌리고 원래의 일상으로 돌아가기 위한 동작이다. 다리는 원래대로 펴고, 손바닥은 숨을 들이쉬면서 가슴까지 왔다가, 숨을 내쉬면서 천천히 아래로 내려서 편안하게 서 있는 자세로 돌아간다. 안정된 자세에서 1~2분의 시간을 가지면서 충분히 편안한 상태로 다시 일상으로 복귀할 수 있음을 확인한다.

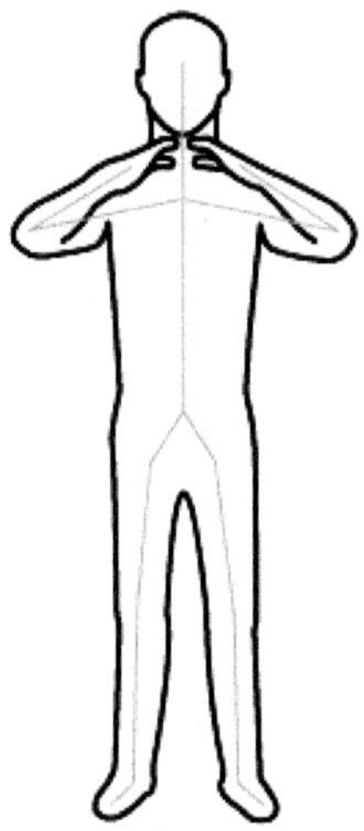

마무리 1

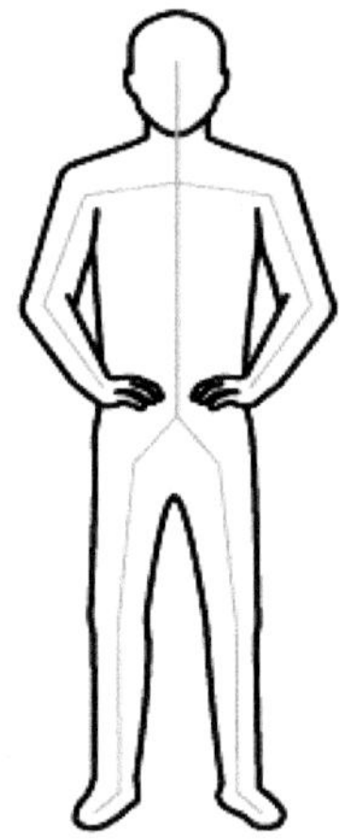

마무리 2

감기-축기-행기 수련을 통해 기의 흐름을 자각할 뿐만 아니라 의도적으로 조정할 수 있게 되면, 이후에는 특정 목적을 위해 기를 활용할 수 있게 된다. 예를 들어, 나의 고통을 완화하기 위해 통증 부위로 자신의 기를 보내볼 수 있다. 나아가 현재 힘들어하는 사람에게 따뜻한 마음을 전달하기 위한 치료의 손길을 보내볼 수도 있다. 이처럼 충분한 수련을 통해 기를 느끼고 활용할 수 있게 되면 나뿐만 아니라 타인에게도 도움을 줄 수 있다.

동작을 통해 기를 느끼고, 모으고, 활용하기

1. 행기 수련

행기는 기를 활용하는 훈련법이다. 감기를 통해 느끼고, 축기를 통해 기를 자신의 것으로 만들고 나서, 기를 적극적으로 활용한다.

준비

1. 행기는 일반적으로 일어서서 수행하는 것을 원칙으로 한다. 다만 환경이 불가능한 경우나 서서 훈련하기에 힘이 드는 경우는 앉아서도 진행할 수 있다.

2. 손바닥을 통해 기를 느껴본다. 마음을 편안하게 하고, 호흡을 자연스럽게 하면서 손바닥을 서로 마주하면서 그때 느껴지는 기를 확인한다. 손바닥을 서로 마주한 채로 조금씩 움직이면서 기의 변화를 뚜렷하게 확인한다.

3. 단전호흡을 시행한다. 아랫배에 손바닥을 두어 호흡이 아랫배까지 이어지는 것을 확인한다. 호흡에 따라 아랫배가 부풀어 오르고 가라앉는 것을 반복하면서 단전에서 느껴지는 따뜻함과 단단함을 확인한다.

시작: 기세와 마보참장

4. 서 있는 자세를 익힌다. 다리를 어깨너비로 벌려서 안정된 자세를 취한다. 안정된 상태에서 양손바닥을 땅과 수직이 되도록 끌어올리고, 이후에 다리를 서서히 굽혀 마보 자세를 만든다.

5. 마보참장공 자세에서 단전의 기가 강화되는 것을 확인한다.

조기공

6. 양손바닥을 마주하면서 기감을 확인한다. 양손바닥을 상하좌우로 벌렸다 좁히면

서 손바닥 사이의 기감을 느껴본다.

7. 손바닥이 서로 마주하는 동작을 반복하다 보면 기감이 더욱 강해지는 것을 확인할 수 있게 되며, 나아가 의도적으로 기의 강도를 조절할 수 있게 된다.

행공

8. 기를 전신으로 순행하기 위해 양팔을 뻗거나 회전시킬 것이다. 팔을 움직일 때 의도적으로 손을 뻗쳐가면서 손끝으로 기가 전달되는 것을 확인한다.

9. 양팔을 앞으로 뻗은 후에 다시 뒤로 거둬들이는 동작을 반복한다.

10. 양팔을 위아래로 뻗으면서 시계 또는 반시계 방향으로 번갈아 돌리는 동작을 반복한다. 이때 한 손바닥은 하늘을 향하고, 반대편 손바닥은 땅을 향하도록 한다.

11. 한쪽 팔을 앞으로 뻗은 후에 다시 뒤로 거둬들이는 동작을 반복한다. 왼팔, 오른팔을 번갈아 가면서 동작을 반복한다.

마무리: 수세

12. 훈련을 마칠 시간이 되면, 마보 자세를 풀고 처음의 안정되고 이완된 상태로 돌아온다. 숨을 들이쉬면서 손바닥을 가슴까지 올렸다가 숨을 내쉬면서 천천히 아래로 내린다. 자연스럽게 호흡하고 천천히 걸으면서 일상으로 돌아간다.

💡 자가수련을 위한 Tip.

- 행기를 숙달하기 위해서는 서 있는 자세뿐만 아니라, 움직이면서도 안정을 유지할 수 있어야 한다. 이를 위해 마보 자세에서 걷기 동작을 익힐 수 있다. 이후에 배울 걷기 명상을 하듯이 한 발자국씩 천천히 움직이면서 안정되게 걸을 수 있는지를 확인해 본다.
- 손끝으로 기운을 전달하는 것뿐만 아니라 손끝을 통해 외부의 기운을 받아들일 수도 있다. 커다란 나무와 같은 대상을 손바닥으로 마주하면서 느끼기도 하고, 좋은 환경에서 손바닥을 펼쳐 기운을 받아들이고 느끼는 작업을 수행해본다.
- 타인을 향해 따뜻한 마음을 보내볼 수도 있다. '저 사람이 행복하기를'과 같은 문구를 마음속으로 읊으면서 타인을 향한 따뜻한 마음을 의도적으로 보내본다. 밝고 부드러운 형태의 에너지를 심상화하여 타인에게 전달해도 좋다. 이때 자신의 행위에 대한 타인의 인정이나 보답을 바라지는 않도록 한다. 조건 없는 자비심을 보내보도록 한다.

💡 전문가를 위한 Tip.

- 행기 수련의 '준비' 과정에서 기를 느끼고, 축적하는 것을 먼저 시행한 이후에 본격적인 훈련을 이어나간다. 기를 활용하고 조절하기 위해서는 우선 기를 충분히 느끼고 축적할 수 있어야 한다. 기를 충분히 느끼고 축적하지 않은 상태에서 단순히 동작만 따라 하게 되면, 평범한 운동이나 스트레칭과 다를 바가 없게 된다. 환자가 천천히 단계적으로 따라오도록 돕는다.
- 감기를 더욱 강하게 확인하기 위해 행기를 시행한다. 양 손바닥을 마주한 상태에서 손바닥을 호흡에 맞춰 벌렸다가 좁혔다가를 반복해 보고, 이어서 손바닥을 다양하게 움직이면서 감각을 더욱 뚜렷하게 느껴보도록 한다.
- 손바닥 사이의 느낌에 이어서 상대방의 손바닥과도 교류를 시도해본다. 자신의 손바닥에서 느꼈던 감각을 상대방의 손바닥과 마주하면서 느낄 수 있게 되면 기를 보내고 받는 것을 이해하는 데 도움이 된다. 이렇게 기를 보내는 것이 확인되면, 불편한 자신의 신체 부위에, 혹은 다른 사람의 불편한 부위에 기를 보내는 것도 시도해 볼 수 있다. 이러한 방법은 보완대체의학 분야의 레이키(靈氣, Reiki)와 비슷하다. 레이키는 신성한 기라는 뜻으로, 레이키 요법은 자연에 존재하는 에너지를 받아들이고 손을 활용해 다른 사람에게 신성한 기를 보내어 치유를 돕는다.

2. 걷기 명상

걷기 명상은 평상시보다 천천히 걸으면서 발바닥의 감각뿐만 아니라 주변에서 들려오는 소리나 냄새, 피부에 닿는 햇살이나 바람 등을 모두 알아차리는 훈련이다. 이 훈련을 통해 내 몸과 이 공간에 흐르는 에너지를 느끼고, 모으고, 활용할 수 있다.

1. 자리에서 일어나서 편안하고 안정적인 느낌이 들도록 자세를 취해본다. 양발은 어깨너비로 벌리고 양손은 양옆에 툭 떨어뜨려 놓는다. 고개는 숙이지 말고 전방을 부드럽게 응시한다.

2. 바닥과 닿아 있는 접촉면의 감각에 주의를 기울인다. 양 발바닥의 모든 접촉면이 균일하게 느껴지도록 몸을 좌우 · 앞뒤로 부드럽게 기울여본다. 좌우 · 앞뒤의 균형을 맞추었다면 그 상태에서 잠시 머물러 본다. 바닥이 내 두 다리를 굳건하게 지탱하고 있음을 느껴본다. 이어서 두 다리가 온몸을 굳건하게 지탱하고 있음을 느껴본다.

3. 내가 서 있는 이 공간 전체를 느껴본다. 바닥과 닿아 있는 접촉면의 감각과 더불어서 주변에서 들려오는 소리나 냄새, 주변의 온도나 습도, 피부에 닿는 햇살이나 공기의 느낌까지, 이 공간에서 느껴지는 에너지를 온몸으로 알아차려 본다.

4. 이 공간의 에너지가 들숨을 통해 들어오고, 날숨에는 상반신을 거쳐서 두 다리까지 흘러가는 것을 상상해본다. 편안하게 호흡하면서 두 다리와 양 발바닥에 에너지가 모이는 것을 느껴본다.

5. 들숨에 이 공간의 에너지가 양 손바닥을 통해 들어오고, 날숨에는 상반신을 거쳐서 두 다리까지 흘러가는 것을 상상해본다. 편안하게 호흡하면서 두 다리와 양 발바닥에 에너지가 모이는 것을 느껴본다.

6. 이제부터는 '천천히 걸어보겠다' 하는 의도를 세우고 걷기를 시작한다. 바닥과 닿은 두 다리에서는 단단하거나 묵직한 힘을 느낄 수 있다. 걸음에 따라 한쪽 다리에는 힘이 들어가는 반면 다른 쪽 다리에는 힘이 풀리는 등 에너지의 흐름을 느껴본다. 걸을 때마다 변화하는 발바닥 접촉면의 감각, 종아리나 허벅지의 크고

작은 움직임들, 근육의 긴장 또는 이완을 알아차린다.

7. 왼발, 오른발, 한 걸음씩 걸을 때마다 '앞으로 내디딘다'하는 의도부터 먼저 세우고 발걸음을 떼기 시작한다. 걸을 때마다 한쪽 다리에 힘이 들어가고 다른 쪽 다리에는 힘이 풀리는 등 역동적인 에너지의 흐름을 느껴본다. 걸을 때마다 발바닥과 두 다리에서 느껴지는 감각의 변화를 알아차린다.

8. 걸을 때마다 불안과 안정이 리듬감있게 반복되는 것을 알 수 있다. 바닥에서 발을 떼면 불안해지지만, 다시 바닥에 발을 내려놓는 순간 안정이 찾아온다. 들숨과 날숨이 반복되면서 생명이 유지되듯이 불안과 안정이 반복되면서 편안한 걸음이 이루어진다. 정반합의 과정을 거쳐 최적의 상태로 나아가는 것을 발견한다.

9. 걸음이 자연스러워지고 편안해졌다면, 의도적으로 어떤 생각을 떠올리며 걸어볼 수 있다. 편안하게 걸으면서 생각하다보면, 그동안 해결되지 못한 채 얽히고 설켜왔던 고민들도 자연스럽게 풀리고 해소되는 것을 경험할 수 있다.

10. 마지막으로 마음을 열고 지금 이 순간 떠오르는 모든 경험을 있는 그대로 알아차린다. 편안하게 걸으면서 주변에서 들려오는 소리나 냄새, 공간의 온도나 습도, 걸을 때의 감각, 스쳐지나가는 생각과 감정까지 모두 있는 그대로 알아차린다.

11. 명상을 마칠 시간이 되면 잠시 제자리에 멈춰서 바닥과 닿아 있는 접촉면의 감각에 주의를 기울인다. 바닥이 내 두 다리를 굳건하게 지탱하고 있음을 느껴본다. 이어서 두 다리가 온몸을 굳건하게 지탱하고 있음을 느껴본다. 몇 차례 깊게 심호흡을 하면서 공기가 들어오고 나갈 때의 생명력을 느껴본다. 마지막으로 '이제 걷기 명상을 마치겠다….' 하는 의도를 세워본다. 준비되었다면 부드럽게 일상으로 돌아온다.

자가수련을 위한 Tip.

- 조용한 집 안에서 하는 것이 일반적이지만 공원과 같이 안전한 바깥 장소에서 할 수도 있다. 이때 타인의 통행을 방해하지 않는 안전한 장소에서 실시하는 것이 좋다. 집 안에서 한다면 창문을 열어서 외부와 자연스럽게 통할 수 있는 환경을 조성해 볼 수 있을 것이다.
- 처음에는 앞의 지시문에 따라 걷기 명상을 수행하기 어려울 수 있다. 그렇다면 편안하게 산책한다는 느낌으로 공원이나 집 안을 걸어보아라. 대신 내 마음은 현재 순간에만 머물도록 해보자. 과거나 미래에 대한 잡념에 빠지지 말고 지금 걷고 있는 순간에만 머물러보는 것이다. 걷다가 바닥의 질감이 바뀌면 바뀐 것을 알아차리고, 바람이 스치면 스치는 것을 알아차리고, 햇살이 닿으면 닿는 것을 알아차린다. 다른 명상과 마찬가지로 너무 잘하려고 애쓰지 않도록 한다. 일부러 어떤 특별한 경험을 찾아내려고 애쓸 필요가 없다.

전문가를 위한 Tip.

- 걷기 명상을 하면서 발바닥을 통해 느낄 수 있는 안정감, 그리고 양다리에서 느껴지는 감각의 변화를 느끼는 데 주안점을 두고 안내한다. 일반적으로 걷기 명상을 하고 나면 환자들이 새로운 신체 감각을 발견하는 경우가 많은데, 걷는 속도에 변화를 주어 안내하면 환자들이 여러 감각을 느껴보는 데 도움이 된다.
- 천천히 걷다 보면 걷는 것이 어렵고, 힘들고, 불편하다고 할 수 있다. 어떤 경우에는 균형을 잡기 어려워 비틀거리거나 심한 경우 쓰러지려 할 수도 있다. 그럼에도 불구하고 우리의 신체는 균형을 잡고 앞으로 나아가기 위해 끊임없이 노력하고 있다는 사실을 인지시키며, 내 몸에서 일어나는 역동적인 에너지의 흐름을 느끼고 활용해보도록 유도한다. 단, 나이가 많거나 몸이 약한 환자는 쓰러질 때 부상의 위험이 있으므로 전문가의 주의 깊은 관찰이 필요하다.
- 걷기를 일상에서 습관이 되도록 지도한다. 습관이 되기 위해서는 일상생활에 녹아내려야 하는데, 출퇴근 시간 2~3정거장 걷기, 기상 후 바로 나가서 30분 걷기, 식후에 30분 걷기와 같은 구체적인 활동 계획을 수립하도록 한다.
- 걷는 시간을 평소보다 훨씬 늘려 보는 연습을 지도한다. 주말과 같이 다소 무리를 할 수 있는 시간을 정하여 평소보다 2~3배 정도의 시간을 걸어보도록 한다. 약간 지칠 정도로 걷도록 하고, 걸은 후 충분하게 쉬는 시간을 가지고 에너지가 충전되는 것을 경험하도록 한다. 한계를 조금 넘어가는 연습을 하게 되면, 자신의 한계점이 점점 높아지는 것을 확인할 수 있다.

기운 소통하기

1. 행기 수련

행기 수련을 마치고 나서 어떤 것을 경험하였는지 자유롭게 적어본다. 행기 수련을 하는 동안 다양한 에너지의 흐름을 알아차릴 수 있다. 어쩌면 단전에 기가 모이거나 양손과 발이 따뜻해지는 것을 알아차릴 수 있으며, 동작을 시행하는 동안 동작과 함께 기가 어떻게 흘러가는지 알아차릴 수도 있다. 이 외에도 다양한 경험을 자유롭게 기술할 수 있다. 본인이 알아차린 경험을 솔직하고 가감 없이 적어보도록 한다.

날짜	시각	행기 수련을 하면서 경험한 것을 자유롭게 기술해주세요.
Ex.	Ex.	참장공 자세를 취할 때 하체에 단단한 힘이 들어가는 것을 느꼈다. 하체는 단단하고 상체는 편안하였으며, 양 손바닥 사이의 따뜻한 느낌이 동작을 따라 할 때마다 커졌다 작아졌다 하는 것을 알아차릴 수 있었다.

2. 걷기 명상

걷기 명상을 마치고 나서 어떤 곳을 걸었는지, 어떤 것을 경험하였는지 자유롭게 적어본다. 바닥과 닿아 있는 접촉면의 느낌이나 걸으면서 내 몸이 어떻게 움직이는지를 알아차렸을 수 있다. 또는 내가 걷고 있는 장소의 전반적인 분위기를 알아차렸을 수 있다. 어쩌면 걷다가 피부에 닿는 바람이나 햇살을 알아차렸을 수 있다. 이 외에도 다양한 경험을 자유롭게 기술할 수 있다. 본인이 알아차린 경험을 솔직하고 가감 없이 적어보도록 한다.

날짜	시각	내가 걸었던 장소와 동선을 기록해보세요.	걷기 명상을 하는 동안 알아차린 경험을 자유롭게 기술해주세요.
Ex.	Ex.	집 앞의 공원	걸을 때마다 내 몸의 균형을 잡기 위해 두 다리에 번갈아 가며 힘이 들어오고 빠져나가는 것을 알아차렸다. 그늘에서 벗어나 햇살이 피부에 닿을 때 따뜻하고 포근한 느낌을 경험했다.

Chapter 8. 최적

"두한족열, 허심합도의 최적의 상태를 만들어, 자생력을 통해 질병을 극복하고 건강을 유지하는 것이 한의학 상담의 최종 목표입니다."

이 장에서는 그동안 한의학 상담을 통해 배운 것들을 되돌아보고, 스스로 최적의 상태를 구현할 수 있는가를 점검해볼 것이다. 교육과 실습에서는 허심합도의 마음가짐을 소개하며, 마지막으로 최적의 상태를 경험하기 위한 명상과 기공 수련법을 익혀볼 것이다.

■ 되돌아보기…

한의학은 질병의 극복과 건강의 유지, 행복의 추구를 위해 전통의 양생법을 현실에 맞춰 활용할 수 있는 방안을 모색해왔고, 한의학 상담을 통해 환자가 학습하고 실천할 수 있도록 하였다. 지금까지 건강과 행복을 찾기 위해 여러 노력을 해보았으며, 언제든지 최적의 상태를 스스로 만들어 낼 수 있는지를 확인하는 작업을 진행하였다. 이번 회기에서는 앞으로 어떤 마음가짐과 행동의 습관을 지속할 것인지에 대해 상담을 진행할 것이다.

그동안 한의학 상담을 통해 경험한 것을 나눠볼 수 있다. 예를 들어, "여러 가지 명상 또는 기공을 수행하면서 본인이 경험했던 효능은 무엇이며 어려운 점이 있었다면 무엇인가?" 개인마다 어떤 수행은 쉽게 익힐 수 있지만, 그렇지 않은 수행이 있을 수 있다. 어쩌면 수행에 앞서 한의학의 개념 자체를 이해하고 받아들이기 어려울 수도 있다.

어려운 점은 여전히 남아 있다. '내가 해결할 수 있는가? 아니면 현실적으로 해결할 수 없는 문제에 여전히 얽매여 있는가?'를 검토해야 한다. 자신에게 맞는, 자신이 꾸준하게 실천할 수 있는 방법을 찾는 것이 중요하다.

다음과 같은 질문들을 던져보면서 스스로 점검해본다.

- 해결할 수 있는 문제에 최선을 다했는가?
- 해결할 수 없는 문제에 여전히 머물러 있는가? 그냥 받아들일 수는 없는가?
- 해결할 수 있는 문제인지, 해결할 수 없는 문제인지를 아직 구분하기 어려운가?
- 해결하기 위해 최선을 다할 것인가? 그냥 받아들일 것인가?

또 다른 세 가지 질문을 던져보면서 스스로 점검해본다.

- 내가 하고자 하는 것은 무엇인가?
- 내가 할 수 있는 것은 무엇인가? (내가 할 수 있는데도 하지 않고 있는 일은?)

• 내가 하고 있는 것은 무엇인가?

이 세 가지의 차이가 클수록 여전히 힘들다. 이것들에 대한 답을 구하고, 이 답들의 간격을 좁혀야 한다.

■ 앞으로 나아가기

일상에서 스스로 최적의 상태를 실현해 본 경험을 갖는 것이 중요하다. '현재의 상황에서 건강하고 행복한 상태는 어떤 상태이며, 이러한 상태를 내가 스스로 만들어 낼 수 있는가?', '호흡과 이완, 마음챙김, 감기, 축기, 행기를 통해 최적의 상태를 만들어 낼 수 있는가?'와 같은 질문을 던지고 확인해 볼 필요가 있다. 최적의 상태를 만듦으로써 얻는 것은 자생력이다. 자생력이란 스스로 문제를 극복할 수 있는 능력, 즉 병과 맞서 싸울 수 있는 힘이자 자신감이다. 혼자서도 최적으로 기능할 수 있는 경지를 경험할 수 있어야 한다.

최적의 상태를 실현한 이후에는 이상적인 인간상을 그려볼 수 있다. '최적의 상태를 넘어선 이상적인 상태란 어떠한 상태인가?', '일상에서 이러한 이상적 상태를 만들어 낼 수 있는가?'와 같은 질문을 던져볼 수 있다. 이상적인 인간에 도달한다는 것은 어려운 일이며, 어쩌면 현실적으로 불가능한 일일 수도 있다. 실제로 유교, 불교, 도교에서 제시하는 군자, 아라한, 성인이 누군가에게는 자신의 삶과 동떨어진 허무맹랑한 소리처럼 들릴 수 있다. 하지만 중요한 것은 실제로 이상적 인간에 도달할 수 있느냐가 아닌, 이상적 인간이라는 지향점을 세우고 수행하는 과정 자체이다. 이러한 이상이 실제로 구현될 것을 기대하고 명확한 골인 지점을 정할 필요는 없으며, 그러한 집착은 오히려 독이 될 수 있다. 어딘가 있을 그곳을 향해 서서히 나아가고 정진하는 모습 또한 이상적 인간의 모습이기도 하다.

최적의 상태와 이상적인 상태를 경험하였을지라도 인생을 살아가다 보면 여전히 고통스러운 일이 반복될 수 있다. 이때 '해결할 수 없는 문제를 받아들일 용기가 있는가?', '나의 욕심이나 생각을 비울 수 있는가?', '마음을 비운 상태에서 삶의 방향을 선택할 수 있는가?'와 같은 수용적이면서도 주체적인 삶의 태도를 기억해야 한다. 한편 인생의 문제는 개인 내적인 문제에만 한정되지 않는다. 인간 사이에서의 문제 또한 끊임없이 반복되기에 '그 사람을 용서할 수 있는가?'와 같은 개방적이고 자비로운 삶의 태도 역시 중요하다.

일상에서 무엇을, 어떻게 할 것인가?

8회기에는 한의학 상담의 종결을 위해 상담을 진행한다. 7회기에 걸친 상담과 교육, 실습으로 이제는 환자가 원할 때 언제든지 최적의 상태를 만들 수 있을 것이다. 내가 의도적으로 최적의 상태를 얼마든지 잘 만들어 낼 수 있다는 자신감이 한의학 상담의 종결 기준이 된다. 특히 한의학 상담을 지속하는 과정에서, 힘들 때 배운 것을 적용해서 성공했던 경험을 확인한다. 극복 경험과 이에 대한 기억이 자신감을 유지하는 데 도움이 된다.

또한, 어떤 실습이 가장 자신에게 적합했는지, 그리고 얼마나 익숙해졌는지를 점검한다. 끊임없이 환경이 달라지고, 스트레스의 종류나 강도도 변화할 수 있기 때문에 지금 자신에게 가장 편안하게 느껴지는 실습이 정해져 있더라도, 자신의 상태가 변화하면 다른 실습이 도움이 될 수 있다. 여러 가지 실습을 배우고 훈련해야 하는 이유가 여기에 있다. 아직 익숙하지 않은 훈련법들도 계속해서 수행해보겠다는 마음가짐이 필요하다.

본 세션의 일차 목표

1. 최적의 상태를 구현할 수 있는지 확인한다.
2. 총 7회기의 상담 내용을 점검한다.
3. 한의학 상담의 종결을 합의한다.

1. 최적의 상태를 구현할 수 있는가?

언제 어디서든, 원할 때 최적의 상태를 구현할 수 있는 자생력을 회복하는 것이 한의학 상담이 지향하는 목표이다. 총 7회기에 걸친 한의학 상담 프로그램을 통해 환자는 다양한 실습 방법을 배우고 익히게 되었다. 한의학 상담이 목표가 도달되었다면 이제는 종결을 고려할 수 있다.

임상질문

"내가 원할 때 편안한 상태를 만들 수 있습니까?"

"힘들 때 한의학 상담의 훈련법을 통해 문제를 해결할 수 있었습니까?

○ 사례 A: 화병 환자 (60대 여성)

사례 A는 7회기 상담 후에 일주일 만에 재내원하였다. 7회기의 행기 수련과 걷기 명상 실습 기록지를 매일 작성해서 가지고 왔다.

한의사: 일주일 동안 행기 수련과 걷기 명상을 충분히 훈련해보셨나요?

환　자: 네, 행기 수련과 걷기 명상을 통해 기의 활용에 대해서도 이해하게 되었습니다.

한의사: 이제 최적의 편안한 상태를 만드는 것이 익숙해지셨나요?

환　자: 네, 이제 혼자서도 잠깐의 시간을 활용해서 실습에서 배운 것을 적용할 수 있게 되었습니다.

한의사: 증상이 올라올 때 한의학 상담의 훈련법을 통해 해결할 수도 있었나요?

환　자: 네, 얼마 전에 남편과 말다툼을 하게 되었는데 선생님께서 가르쳐주신 호흡법을 활용해서 금세 마음을 가라앉힐 수 있었습니다. 안 그랬다면 남편과 크게 싸우고, 저도 다시 병을 얻었을 거예요.

---

2. 한의학 상담에서의 실습을 잘 익혔는가?

한의학 상담에서 배운 실습을 잘 기억하고, 활용할 수 있는지 숙달된 정도를 확인한다. 환자에게 잘 맞는 훈련법을 찾아서 자신만의 루틴을 만들어 볼 수도 있다.

임상질문

"무엇이 가장 나에게 잘 맞는 훈련법인가요?"

"누군가 지도해주지 않아도 스스로 수련을 지속할 수 있습니까?"

"여러 가지 훈련법을 모두 활용할 수 있습니까?"

○ **사례 A: 화병 환자 (60대 여성)**

한의사: 어떤 실습이 나에게 가장 도움이 되었던 것 같나요?

환　자: 감기-축기-행기의 실습이 전체적으로 저에게 큰 도움이 되었습니다.

한의사: 제가 지도해드리지 않더라도 혼자서 기공 훈련을 해보실 수도 있을까요?

환　자: 네, 이제는 혼자서도 얼마든지 잘할 수 있습니다.

한의사: 1회기에서 4회기까지 배웠던 내용들도 기억하고 계십니까?

환　자: 틈틈이 번갈아 가면서 훈련을 했기 때문에 모두 기억하고 있습니다.

3. 한의학 상담을 종결할 것인가?

한의학 상담에서 배운 내용을 일상생활에서 활용할 수 있도록 구체적인 계획을 수립한다. 환자가 자기 스스로 조절할 수 있다는 자신감이 회복되었다면 한의학 상담을 종결한다.

임상질문

"일상에서 수련할 수 있다면 언제 가능할 것 같습니까?"

"일상에서 수련할 수 있다면 어떤 방법으로 실천할 것입니까?"

○ **사례 A: 화병 환자 (60대 여성)**

한의사: 일상에서 수련할 수 있다면 언제 가능할 것 같습니까?

환　자: 아마 아침, 저녁으로 규칙적으로 수련할 수 있을 것 같습니다.

한의사: 어떤 방법으로 수련을 계속하실 것인가요?

환　자: 10분~15분 정도 시간을 내어 가르쳐주신 내용들을 순차적으로 계속 훈련하려고 합니다.

한의사: 좋습니다. 지금까지 한의학 상담을 잘 따라와 주셨습니다. 이제 혼자서 상담 과정에서 배운 것을 훈련해보시기 바랍니다. 한의학 상담을 오늘로써 종결하도록 하고, 대신 스스로 조절이 어렵다고 생각이 되면 그때 다시 만나도록 합시다.

마음을 비우고 생기를 확인하기

■ '너무' 애쓰지 않기, 일상의 마음가짐

무엇이든 너무 애쓰거나 집착하다 보면 자연스럽게 몸과 마음이 긴장하게 되고, 평소에는 당연하게 하던 일도 실수하게 되기 마련이다. 누구나 중요한 시험이나 발표를 앞두고 너무 긴장한 나머지 평소의 실력도 발휘하지 못한 경우가 한두번 정도는 있을 것이다. 이처럼 무언가를 너무 잘 해내려고, 또는 완벽하게 하려고 집착하다 보면 도리어 실패하고 실수하는 현상이 빈번하게 나타나곤 한다.

이러한 현상은 명상이나 기공을 할 때 더욱 극명하게 드러나곤 한다. 이전 회기에서는 양생을 위한 자가 수련으로 명상이나 기공을 배워보았다. 이들 수련을 할 때, '너무 애쓰기보다는 내가 할 수 있는 만큼만 해보겠다'하는 여유로운 마음을 갖는 것이 중요하다. 집착하지 않는 여유로운 마음을 가질 때 비로소 몸과 마음은 이완되고, 평온함 속에서 수련 경험을 놓치지 않고 생생하게 알아차릴 수 있게 된다. 반면, 명상이나 기공을 잘하려고 애쓰고 집착하는 순간 도리어 쉽게 긴장하고 산만해지게 된다. 이완과 양생을 위한 명상과 기공 수련이 또 다른 스트레스가 된다는 것은 모순이며, 항상 경계해야 할 부분이다.

■ 허심합도

다시 한번 강조하자면 중요한 것은 집착하지 않는 여유로운 마음이다. 이러한 마음가짐은 명상과 기공 같은 수련에서뿐만 아니라 일상생활에서도 핵심이 되는 마음가짐이다. 집착을 내려놓고 수용적인 태도를 간직하고 있을 때, 그동안 내가 알아차리지 못했던 새로운 경험을 할 수 있게 된다. 그러한 경험은 고요함 속에서의 생생한 알아차림일 수도 있고, 전체성 속에서 느껴지는 충만감과 자비심일 수도 있다. 어쩌면 내 몸에 흐르는 활력과 에너지를 느낄 수도 있다. 무엇이 됐건 그 경험들은 그동안 산란하고 긴장했던 내 마음에 담을 수 없었던 삶의 풍요로움이고 생기일 것이다.

한의학 상담의 마무리를 준비하는 시점에서 우리는 앞으로의 삶을 어떻게 영위해 나갈 것인지 고민해야 한다. 수련은 처음 배우는 것보다 지속하는 것이 더욱 어려우며, 일상과 균형을 맞추는 작업은 더더욱 어려운 일이 될 수 있다. 그렇기 때문에 명상이나 기공을 잘하려고 집착하는 것은 오히려 독이 될 수 있다. 완벽이라는 집착을 내려놓고 마음을 비울 때 비로소 얻을 수 있는 것들이 많다.

최적의 상태를 위한 명상과 기공

한의학에서 최적의 상태는 두한족열과 허심합도로 설명될 수 있다. 두한족열이란 아랫배와 하반신은 따뜻하고 얼굴과 상반신은 시원한 상태를 의미한다. 두한족열을 위해서는 우선 호흡을 통해 자신의 리듬을 찾고, 이완법을 통해 충분한 이완 상태를 만들어야 한다. 충분히 이완된 상태일 때 자연스럽게 순환과 교류가 이루어지기 마련이며, 손발은 따뜻해지고 가슴이 편안해진다. 이어서 아랫배가 따뜻해지고, 상반신은 시원해지는 최적의 상태가 실현될 것이다.

허심합도란 마음을 비우면 자연스럽게 이치와 만나게 된다는 의미로 건강하고 행복한 삶을 위해 갖추어야 할 마음가짐이다. 마음을 비우는 가장 좋은 방법은 집착을 내려놓은 채로 어떤 경험이 떠오르던 그 경험을 있는 그대로 알아차리고 수용하는 것이다. 명상하는 동안 인위적으로 어떤 경험을 찾거나 만들어내려고 애쓰지 말고, 그저 흘러가는 경험을 알아차리고 수용한다. 어떤 경험이 떠오르면 떠오르는 대로, 사라지면 사라지는 대로 가만히 내버려 둘 뿐, 그 경험을 붙잡으려고 애쓰지 않는다. 중요한 것은 현재 순간에 머무는 것이다.

1. 자세와 마음가짐을 다시 한번 점검한 후, 준비가 되었다면 부드럽게 눈을 감는다. 몇 차례 깊게 심호흡하며 내 몸과 마음을 충분히 이완시킨다. 충분히 편안해졌다면 평상시의 자연스러운 호흡으로 돌아온다.

2. 의식의 초점을 아랫배의 호흡에 두고 '어떤 경험이 떠오르던 내버려 두겠다' 하는 의도를 세워본다. 아랫배의 호흡에 기댄 상태에서 지금 이 순간 떠오르는 경험을 있는 그대로 알아차린다.

3. 지금 이 순간 내 몸과 마음, 나아가 내가 앉아있는 이 공간의 느낌까지 온전히 수용한다. 넓은 의식의 장에서 생각, 감정, 감각 등 다양한 경험들이 나타났다 변화하고 사라지기를 반복한다. 이 모든 경험을 역동적인 에너지의 흐름으로서 관찰할 수 있다.

4. 호흡한다는 의도마저 내려놓고 현재에만 머물러 본다. 내 몸과 마음에서 느껴지는 생기와 활력을 확인한다. 생각, 감정, 감각과 같은 역동적인 에너지의 흐름 속에서 지금 이 순간 내가 생생하게 살아있음을 느껴본다. 나아가 내가 앉아있는 이 공간의 에너지도 느껴볼 수 있다.

5. 양 손바닥을 어깨너비로 마주하여 벌려본다. 편안하게 호흡하면서 손바닥 사이의 간격을 좁혔다 벌렸다 반복한다. 날숨에 좁히고 들숨에 넓히는 것을 반복한다. 이때 양 손바닥 사이의 간격에 따라 기의 감각이 커지고 작아지는 것을 알아차려 본다.

6. 기감을 최대한 강하게 느껴본 후에 양손을 포개어서 아랫배에 올려놓는다. 손바닥과 아랫배 사이의 따뜻한 감각을 알아차리면서 양손의 기가 단전으로 스며드는 것을 느껴본다.

7. 두한족열을 느껴본다. 편안하게 이완된 상태에서 아랫배는 따뜻하고 가슴과 머리는 시원해진 것을 확인한다. 허심합도를 느껴본다. 고요하고 평정한 마음 속에 지금 이 순간 떠오르는 모든 경험을 생생하게 알아차릴 수 있다.

8. 명상을 마칠 시간이 되면 '이제 명상을 마치겠다….' 하는 의도와 함께 부드럽게 눈을 뜬다.

자가수련을 위한 Tip.

- 견디기 어려울 만큼 불편한 생각, 감정, 감각이 떠오른다면 아랫배의 호흡으로 돌아와 몇 차례 깊게 심호흡을 하며 몸과 마음을 이완시켜 본다. 그때 내 몸과 마음의 불편한 에너지의 흐름이 어떻게 안정되어 가고 정화되어 가는지 관찰해본다.

전문가를 위한 Tip.

- 수련하는 대상이 너무 조급해하지 않도록 충분히 지지해줄 필요가 있다. 너무 잘하려고 애쓰고 집착하는 것은 오히려 명상과 기공의 원리에서 벗어나는 것이며, 결국에는 최적의 상태와 멀어지게 된다. 수련이 생각대로 되지 않는다며 조급해하는 환자에게는 그것이 당연한 과정임을 인지시키고, 앞으로도 여유롭고 넉넉한 마음으로 수련에 정진할 수 있도록 돕는다. 최적의 상태에 집착하는 것이 오히려 최적의 상태로부터 멀어지게 한다는 사실을 기억해야 한다.
- 최적의 상태를 한의원 현장에서 확인할 수 있도록 한다. 한의원 현장에서는 한약이나 침 치료 이외에도 명상이나 기공 같은 방법과 한의학 상담을 진행할 수 있기 때문에 환자에게 맞는 최적의 상태를 구현할 수 있다. 특히 이러한 상태를 경험하게 하고, 언제든 방문할 수 있는 곳으로 한의원을 자리매김하도록 하면 이후에도 지속적인 관리에 도움이 된다.

○과제

자신에게 맞는 수련을 찾아서 실행하기

8회기 동안 다양한 명상 및 기공 수련을 배워보았다. 그중에서 가장 마음에 들었던 수련을 몇 가지 선택해서 일상에 적용해볼 수 있을 것이다. 예를 들어, 업무나 공부를 시작하기 전에 짧게 3분 정도 호흡관찰을 시도해볼 수 있다. 또는 잠자기 전이나 잠에서 깨어난 직후에 3분 정도 바디스캔을 시도해볼 수 있다. 어쩌면 식사할 때 잠깐 먹기명상을 시도해 볼 수도 있고, 식사를 마친 이후에 짧은 산책 겸 걷기명상을 시도해 볼 수도 있다. 하루 중 시간을 충분히 낼 수 있다면 기와 함께하는 15분 명상을 반복적으로 시도해보는 것도 좋다. 수련 시간의 길이는 중요하지 않다. 중요한 것은 짧게라도 명상과 기공을 일상 속에서 규칙적으로 실천하는 것이다. 마음에 들었던 수련을 적어본 후에 그것을 자신의 일상에서 어떻게 적용할 수 있을지 자유롭게 생각해보도록 한다.

순번	어떤 수련이 마음에 들었으며, 그 이유는 무엇입니까?	일상에서 수련할 수 있다면 언제 가능할 것 같습니까?	일상에서 수련할 수 있다면 어떤 방법으로 실천할 것입니까?
Ex.	호흡관찰명상, 언제든지 마음만 먹으면 시도할 수 있다.	책상에 앉아서 본격적인 업무를 시작하기 전, 또는 업무를 마치고 집에 돌아가기 전	짧게는 3분에서 5분 정도 코나 아랫배에서 느껴지는 호흡감각을 관찰해 볼 것이다. 여유가 된다면 10분에서 15분 정도 시도해볼 수 있을 것이다.
1			
2			
3			
4			
5			

한의원 밖에서

한의학상담 워크북을 통하여 상담을 진행하면서 전통의 한의학이 현대인에게 주고자 하는 메시지를 이해할 수 있었을 것이다. 상담은 상담자가 메시지를 시대에 맞게 올곧이 전달하고, 내담자가 이를 실천에 옮기는 과정으로 이번 워크북을 통하여 소정의 목적이 달성되었기를 바란다.

한의학은 전통의 지혜를 현대에 선물하고 있다. 그 전통이 시대에 맞게 올바르게 전달이 되어서 질병의 극복과 건강의 회복을 담당해야 할 의무를 한의사는 지니고 있다. 전통의 지혜를 전달하는 방법은 여러 가지가 있다. 다만 연구를 통해서만 채워질 수는 없다. 연구만으로는 옛 선인들이 세상을 바라보면서 관찰한 내용을 그대로 전수할 수 없기 때문이다. 그래서 한의학 공부 함에 있어서 일종의 수행자 혹은 수련자의 자세가 필요하다. 선인들의 노력을 간접적으로 경험하고 이해하면서 시대에 맞추려는 노력을 해야 한다. 동양의 전통적 건강의 비결인 양생법의 지혜를 현대인들이 활용하기 위해서는 양생법에 대한 수련과 경험을 하고, 그 의미를 추출하고, 이를 현대에 맞춰 프로그램화하는 작업이 필요한 것이다. 이 워크북을 통해 치료자로서도 한의학의 양생법을 수행하고 경험하고 또 이를 환자에게 전달할 수 있었을 것이다.

이 워크북을 제작하는 과정에서 전통의 지혜를 담는 방법으로 명상 공부를 참고하였다. 명상이 21세기 들어와 의료 현장에서 적극적으로 활용되고 있는 모습은 깊이 생각해 봄직하다. 위빠사나 명상 고수의 상태를 현재의 심리학자와 뇌과학자들은 심리 기제와 뇌의 활동으로 검토하고, 기본적인 기제를 추출하였다. 그 기본적인 기제를 기반으로 하여 프로그램으로 제작하여 일반인에게 학습을 시키니 비록 명상 고수의 상태에 완전히 이르지는 못했지만, 그 근사치에 접하면서 명상의 여러 목적 가운데 마음의 평화와 안정, 그리고 마음챙김의 기술을 달성하고 있는 것을 관찰할 수 있었다. 저자들이 한의학의 지혜를 한의학 상담과 워크북에 담아 전달하고자 하는 생각도 이런 명상 수련을 하면서 얻은 지혜로부터 시작되었다. 그렇기 때문에 치료자인 한의사로써 기회가 된다면 명상 수련 역시 해보기를 권한다.

한의학 상담은 한의학 임상 현장에서 한의사가 환자에게 전달하고 싶은 메시지를 한의학의 전통적 지혜를 담으면서도 시대에 맞춰 전달하고자 하는 내용으로 구성되어 있다. 양생의 수련 방법이 실천할 수 있는 방법으로 프로그램화 하였고, 이를 체계적이고 순차적으로 실행함으로써 한의학이 원하는 건강한 인체의 조건인 최적의 상태를 구현하여 질병을 스스로 극복하는 자생력 회복을 돕도록 제작되었다.

이번 워크북의 내용을 다시 한번 정리해 보고자 한다.

- 고통이라는 것은 인간으로 태어나면서 부터 없을 수는 없지만, 스스로 문제를 해결하기 위한 자생력 역시 존재한다는 한의학의 원리를 기본으로 설정하였다.
- 깨어진 리듬을 이해하고 자신의 리듬으로 돌아오기 위하여 호흡법을 연습하여 고유리듬을 회복하는 것을 확인하였다.
- 몸과 마음의 에너지가 소진되었을 때, 이완을 통해 에너지가 충전되는 것을 이완법을 통해 확인하였다.
- 과거의 후회나 미래에 대한 걱정에 빠지지 않고, 지금 이 순간에 온전하게 있는 것을 연습하여 마음챙김의 능력을 기르도록 하였다.
- 한의학에서 설명하는 “기”를 통하여 어떤 상태가 안정되고 편안한 상태인지를 알고 의도적으로 그 상태를 구현해 보고자 하였다.
- “기”를 느끼고 확인한 이후에는 환경의 변화에도 흔들리지 않고 스스로의 힘을 기르기 위하여 생기를 축적해 보고자 하였다.
- 느끼고 축적된 “기”를 적극적으로 활용하는데, 자신의 고통과 불편함에 대한 조절을 스스로 시도하고 자기 치유를 경험하도록 하였다.
- 최적의 상태가 어떤 상태인지를 이해하고, 스스로 이를 달성해 보고, 언제든 다시 그 상태로 돌아올 수 있는 방법을 익히도록 하였다.

이번 워크북은 한의학 상담의 기본 프로그램이다. 의료현장에서 상담을 진행하면서 활용할 수 있도록 만들었다. 상담을 진행하면서 각각의 내용을 짧게 꺼내어 활용할 수도 있고, 또 개별적으로 선택하여 진행할 수도 있지만, 가능하면 체계적이고 순차적으로 학습함으로써 효율적인 상담으로 이어지길 바란다. 이 워크북 이후에는 ‘체질에 대한 이해를 통한 성숙’. ‘정신적 고통과 증상의 개선’, 그리고 ‘이상적 인간의 실천’이 추가로 출간될 예정이다. 추가로 진행된 작업은 목적을 명확하여 체계적으로 정리하고자 한다. 가능하다면 임상 현장에서 상황에 맞춰 활용할 수 있도록 프로그램화 하도록 하겠다.

저자들은 이번 워크북을 통하여 한의학상담을 한의학 임상현장에서 활용함으로써 한의학의 지혜를 환자에게 전달하고, 환자의 진료에 도움이 될 수 있기를 바란다.

저자 **김종우**

경희대학교 한의과대학 교수이면서 한방신경정신과 전문의이다. 한방신경정신과학회장과 (사)한국명상학회장을 역임하였고, 한의표준임상진료지침 사업단에서 부단장으로 한의계의 진료지침 개발에 힘을 썼다. 한의사이면서 정신의학 분야에서 명상과 기수련, 한의학상담을 중심으로 연구와 진료를 하고 있다. 저서로는 『기와 함께하는 15분 명상』, 『한국의 명상을 말한다』, 『한의학상담』, 『마흔 넘어 걷기 여행』 등 10여 종이 있다.

저자 **서효원**

경희대학교 한의과대학 학술연구교수로서, 한방신경정신과 전문의이자 명상지도전문가(T급)이다. 환자중심의 효과적이고 안전한 한의치료를 위해 근거기반 한의연구에 힘쓰고 있다. 현재 대한한방신경정신과학회 학술이사 및 서울특별시한의사회 의무이사, (사)한국명상학회 이사를 맡고 있다.

저자 **윤석인**

아주대학교 심리학 박사과정을 졸업하였으며, 현재는 경희대학교 한의과대학 학술연구교수이다. 명상지도전문가(T급)이며 일반 대중을 위한 마음챙김 명상 프로그램 지도 강사로도 활동하고 있다. 명상의 과학화와 대중화를 위해 힘쓰고 있다.

본 연구는 보건복지부의 재원으로 한국보건산업진흥원의 보건의료기술 연구개발사업 지원에 의하여 이루어진 것임. (과제고유번호 : HF20C0079)